TRAITÉ

DU

CHOLÉRA-MORBUS

DE 1849,

CONTENANT

L'HISTORIQUE, LES CAUSES, LES SYMPTOMES, LA CONVALESCENCE,
LA MARCHE, LA DURÉE, LA TERMINAISON,
L'ANATOMIE PATHOLOGIQUE, LE PRONOSTIC, LE TRAITEMENT,
LE MODE DE PROPAGATION ET LA PROPHYLAXIE,

ET SUIVI DE QUELQUES OBSERVATIONS

SUR L'ASSAINISSEMENT DE LA VILLE DE PARIS,

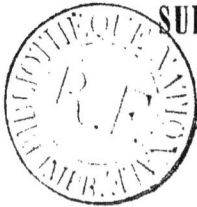

Par C. ROUSSET,

Docteur en Médecine de la Faculté de Paris, etc.

Je le pansay,
et
Dieu le guârit.
A. PARÉ.

PARIS.

Chez L'AUTEUR, quai Bourbon, 11 (île Saint-Louis),

et chez GERMER BAILLIERE, LIBRAIRE-ÉDITEUR,

rue de l'École-de-Médecine, 17.

Londres.
H. BAILLIERE, 219, Regent-Street.

New-York.
H. BAILLIERE, 169, Fulton-Street.

Lyon et Montpellier.
SAVY, LIBRAIRE.

Madrid.
C. BAILLIERE, Calle del Principe, 11.

1851

PARIS. — RIGNOUX, IMPRIMEUR DE LA FACULTÉ DE MÉDECINE,
rue Monsieur-le-Prince, 29 *bis*.

A M. LANQUETIN,

Officier de la Légion d'Honneur,
Président du Conseil général du département de la Seine.

MONSIEUR,

Votre sollicitude constante pour l'amélioration de la santé publique, les nombreux et importants travaux auxquels vous avez donné une direction si éclairée, et qui contribuent si puissamment à l'assainissement de la ville de Paris, me sont un gage de la bienveillance avec laquelle vous voudrez bien accueillir ce mémoire que j'ai l'honneur de vous dédier.

Recevez, Monsieur,
l'assurance de mes sentiments distingués.

C. ROUSSET.

A M. L. ROSTAN,

Professeur de Clinique médicale à la Faculté de Médecine de Paris,
Médecin de l'Hôtel-Dieu,
Membre de l'Académie nationale de Médecine,
Officier de la Légion d'Honneur, etc.

A M. ROUX,

Professeur de Clinique chirurgicale à la Faculté de Médecine de Paris,
Chirurgien de l'Hôtel-Dieu,
Membre de l'Institut et de l'Académie nationale de Médecine,
Officier de la Légion d'Honneur, etc.

Je prie MM. ROSTAN et ROUX d'agréer mes sentiments de reconnaissance pour la bienveillance dont ils m'ont toujours honoré.

TRAITÉ

DU

CHOLÉRA-MORBUS

DE 1849.

> Il y a des maux que l'art peut conjurer; il
> en est d'autres qui échappent à toutes les
> voies humaines, réfractaires aux théories les
> plus ingénieuses, décimant la race humaine
> avec l'intelligence d'un grand et mauvais
> génie.
> Le dernier choléra d'Europe en sera long-
> temps un épouvantable souvenir.

INTRODUCTION.

L'humanité n'était point affligée d'assez de maux, il fallait encore qu'une nouvelle calamité vînt s'adjoindre à ceux qu'elle devait supporter.

Le choléra-morbus a-t-il, à l'instar des corps célestes, des révolutions périodiques qui viendraient, à époques fixes, décimer nos populations épouvantées ?

Faudrait-il admettre la triste hypothèse, que les maladies, comme toutes choses humaines, se développent par voie de transformation successive, et sont soumises, elles aussi, à la loi générale des mutations? Que la peste, reléguée dans les foyers primitifs d'où tant de fois elle s'était élancée, comme un torrent dévastateur, sur l'Europe et l'Asie, n'aurait cédé elle-même aux effets de la science accumulée des siècles, qu'en nous léguant le funeste et cruel fléau connu sous le nom de choléra-morbus ?

Triste et redoutable problème qui sort du domaine de la philosophie médicale, et dont la solution contribuera peut-être un jour à éclairer tant de faits inexpliqués.

Pendant longtemps le genre humain a pu subir, sans pouvoir se rendre compte de quelles sources ils provenaient, les fléaux qui, de loin en loin, portaient dans son sein la dévastation et la mort; impuissant pour trouver la raison naturelle de ces phénomènes terribles, il les envisageait comme produits d'une cause surnaturelle, et se soumettait à leur action avec une impassible et pieuse résignation. Ainsi, au 10ᵉ siècle, les peuples de l'Europe considérèrent l'apparition du choléra-morbus comme précurseur de la fin du monde.

Mais, grâce au progrès de la raison humaine, l'ignorance et la superstition des premiers âges se dissipent chaque jour, et l'esprit humain, suffisamment éclairé par l'expérience des siècles et les importants travaux de la science moderne, peut chercher à pénétrer, avec quelque chance de succès, le principe de ces redoutables maladies qui sont à l'humanité ce que les cataclysmes et les tremblements de terre sont à l'harmonie de la nature.

S'il est vrai que toutes les affections morbides ne présentent, dans tous les temps, ni les mêmes formes ni les mêmes effets, s'il est vrai que, de loin en loin, des maladies nouvelles apparaissent, que la variole, la peste, le choléra-morbus, n'ont pas toujours existé, du moins sous la forme épidémique, il faut certainement qu'il y ait une cause première de tous ces changements, de toutes ces créations. Or, cette cause ne peut exister que dans le sein de l'humanité elle-même, ou ne peut être produite que par les influences multiples du monde ambiant; il s'ensuit que la science doit rechercher si des modifications importantes se sont produites dans la nature humaine, soit dans le physique du globe terrestre, soit dans toutes les deux à la fois.

La science n'est pas à son début dans des études de ce genre; dès l'antiquité, on a recherché avec intérêt les circonstances spéciales qui favorisaient le développement de telle ou telle maladie. Depuis

Hippocrate jusqu'à nos jours, des médecins observateurs ont étudié avec soin l'influence de la lumière et du calorique, de l'air et des vents, de la terre et des eaux, sur l'organisation humaine. L'influence que les passions, les agitations politiques, l'état de misère ou de prospérité, exercent sur la production des maladies, n'a point échappé non plus à la sagacité de leurs observations.

Quelle est l'origine du choléra-morbus? d'où vient-il? comment se propage-t-il?

L'antiquité nous apprend que le père de la médecine décrit une maladie qu'il nomme *choleri* (flux bilieux). D'autres médecins des temps héroïques, parmi lesquels mérite surtout d'être mentionné Arétée de Cappadoce, nous ont transmis des observations intéressantes sur la même affection, mais cette maladie avait les mêmes caractères que celle que nous connaissons aujourd'hui sous le nom de choléra sporadique.

Il est possible que dès ces temps reculés, ce choléra prenait parfois une apparence d'épidémie. Toutefois ce n'est que beaucoup plus tard que cette forme fut observée et définie d'une manière complète. Sydenham fut un des premiers médecins qui appelèrent l'attention sur une certaine épidémie de choléra, qui revenait chaque année en Angleterre et particulièrement à Londres; avec le retour de la saison des fruits, le même phénomène fut remarqué dans d'autres contrées de l'Europe. Aucune analogie ne peut donc exister entre ces affections et le choléra-morbus que nous voyons se développer de nos jours, et prendre pour ainsi dire la principale place dans les maladies qui sont particulières à nos climats. Décidé, dès l'apparition du choléra en France, de publier un mémoire sur cette terrible maladie, j'ai dû, malgré un travail des plus pénibles de vingt à vingt-deux heures par jour, pendant les sept mois que dura l'épidém'e de 1849, et au milieu de ces lugubres circonstances, recueillir silencieusement les matériaux d'une relation médicale de cette épidémie, alors que la plupart des médecins allaient au jour le jour, déconcertés, découragés, comme s'ils n'avaient rien à apprendre dans cette lutte nouvelle avec le fléau, alors que les sociétés savantes laissaient, elles aussi, l'opinion flotter au hasard, dans l'incertitude où elles étaient sur une direction à prendre.

Je me suis surtout appliqué à donner quelques aperçus sur la marche de la maladie, la durée de chaque période, valeur ou ordre d'apparition ou de décroissance, des décès, symptômes, modes divers de terminaison, la nature de la maladie, l'influence de celles antécédentes sur la marche du choléra-morbus, et réciproquement du choléra sur ces maladies, et surtout sur les expérimentations thérapeutiques ; je me suis arrêté sur la partie étiologique et surtout longuement au mode de propagation de la maladie, car mon opinion sur sa nature m'en faisait un impérieux devoir ; c'est assez dire *que je suis contagioniste.*

Les calamités sont trop vite oubliées, dans les temps où nous vivons, et l'avenir, pour nous, ne paraît être l'objet d'aucune préoccupation ; appliquons-nous donc à réunir toutes les recherches intéressantes, et surtout les recherches thérapeutiques, car il se pourrait, tôt ou tard, avant peu peut-être, que nous en eussions tous un besoin indispensable.

Si le choléra-morbus est contagieux, comme je le crois sincèrement, dans quelle circonstance acquiert-il plus particulièrement ce caractère ? S'il ne l'est pas, quels sont les motifs à l'appui de cette opinion ? Questions difficiles à résoudre, je le sais, et qui, je l'espère, seront traitées par une plume plus habile que la mienne, et résolues de manière à ne plus laisser d'incertitude à cet égard.

Des hommes honorables, trop timorés peut-être, ont pensé que ces questions ne devaient pas être agitées, craignant, disent-ils, que l'humanité ait à rougir de certains actes qui résulteraient de l'affirmative ou du doute, une fois propagés.

Tel n'est pas mon avis ; la vérité est une et éternelle, et doit être partout et hautement proclamée.

J'ai remarqué constamment la sécurité la plus grande chez les familles au milieu desquelles le fléau s'était introduit, et vu avec peine les parents et amis, donnant les soins les plus pénibles et les plus assidus, au milieu de déjections et vomissements, indifféremment déposés dessous les meubles, et quelquefois même sur et dessous les lits, et, chose incompréhensible, des enfants non atteints par ce fléau, couchés dans des chambres habitées par des cholériques.

L'imprévoyance de l'administration des hôpitaux, qui recevait indistinctement, dans tous les services, les malheureux cholériques qui lui étaient adressés, et les plaçait parmi les autres malades, qui n'étaient déjà que trop prédisposés à la contagion ; enfin le peu de précautions prises par l'administration municipale pour soustraire, autant que possible, à la vue du public, les moyens extraordinaires d'enlèvement des cadavres, pendant les épidémies de 1832 et 1849.

Tous ces faits réunis, et l'influence fâcheuse qu'ils ont eue, m'ont décidé à déclarer formellement et loyalement que le choléra-morbus asiatique était contagieux dans toute l'acception du terme.

Pourquoi s'effrayer de la sincérité de cette déclaration? car, à moins de remonter à des époques déjà bien éloignées de nous, voit-on que les maladies dont la contagion est le mieux démontrée amènent l'abandon par les médecins, par les parents, par la société même ? Les lâches se comptent toujours, et leur petit nombre les fera toujours reconnaître, ils restent marqués au front d'un stigmate indélébile.

Quoique jeune encore, j'ai eu le triste privilége (étant élève en pharmacie et chargé du soin d'une ambulance pendant l'épidémie de 1832, et comme médecin placé dans l'un des arrondissements de Paris les plus pauvres, pendant le choléra de 1849) de remarquer et de voir partout le plus grand dévouement et la plus grande abnégation possible, près des cholériques que j'ai soignés ; parents, amis, et avec eux-mêmes des étrangers en trop grand nombre, leur prodiguer les soins les plus empressés, quoique l'aspect seul de ces malades eût dû les frapper de terreur. Convaincu du danger auquel je voyais ces personnes exposées, j'ai voulu souvent les éloigner, surtout celles dont la présence ne me paraissait point indispensable, et jamais je n'ai pu les faire renoncer aux admirables fonctions qu'elles voulaient, disaient-elles, remplir jusqu'à la fin.

Ces craintes d'une autre époque, je le répète, ne peuvent être prises en considération lorsqu'il s'agit de confesser la vérité.

D'ailleurs, j'ai hâte d'ajouter qu'il n'est *pas de maladie contagieuse absolue*, que quelques-unes seulement sont transmissibles, mais *dans certaines conditions déterminées*.

Des faits matériels de transmissibilité du choléra existent : de quel droit les cacher? pourquoi assumer une pareille responsabilité? Il n'y a pas, il ne peut y avoir de vérité qu'il faille rejeter ou étouffer. Il y aura toujours des secours pour toutes les maladies, des dévouements pour toutes les infortunes, tant qu'il y aura des médecins en France. Les liens de famille, d'amitié et de charité, sont dans les besoins de l'homme, ils ne feront jamais défaut.

Si nos annales font mention du dévouement avec lequel nos médecins militaires allaient porter le secours de leur art au milieu des combats, ne feront-elles pas aussi mention du courage avec lequel nos médecins civils allaient, dans nos dernières guerres civiles, en affrontant les balles qui pleuvaient autour d'eux, prodiguer leurs secours? Pas un blessé ne tombait, qu'il ne trouvât auprès de lui un médecin pour lui donner les soins les plus empressés, malgré l'imminence du danger qui l'assiégeait de toutes parts.

En déclarant que le choléra-morbus est contagieux, j'ai compris l'importance de la question que j'allais agiter; mais dans une circonstance si sérieuse, et au moment où l'épidémie, qui fait de nouvelles victimes dans d'autres pays, peut nous revenir, j'ai dû avoir le courage de mon opinion, et hautement la proclamer, pensant qu'il y avait du danger à cacher un fait qui, pour moi, me paraissait ne plus devoir être mis en doute, que c'était un crime de lèze-humanité que de dissimuler au public la puissance de la contagion, et qu'il fallait le prémunir contre ses atteintes funestes.

Je crois qu'il est impérieusement nécessaire d'examiner à fond la question de la contagion et de la résoudre ; il est mille fois préférable, au point de vue moral et social, de faire connaître la vérité aux hommes, que de les entretenir dans une funeste sécurité.

Le choléra *n'est contagieux que dans des circonstances données,* voilà ce qu'il ne faut se lasser de répéter, afin que les préceptes de l'hygiène publique et privée, sagement observés, puissent rendre aussi rares que possible les cas dans lesquels s'effectuera désormais la transmission de la maladie.

Les malades n'en seront pas moins bien soignés ; j'ai au contraire l'intime conviction que le dévouement augmentera encore, s'il est possible.

Ma position dans un des arrondissements de Paris des plus peuplés, en rapport de son étendue, et des plus pauvres, a rendu la tâche que j'ai entreprise en quelque sorte plus facile. Pendant l'épidémie 1849, près de 300 cholériques, dont nous avons conservé les observations, ont été successivement confiés à nos soins ; ce chiffre de malades, bien supérieur à celui qui sert de base aux monographies les plus complètes publiées sur le choléra-morbus, doit donner quelque autorité à l'opinion que j'ai entrepris de soutenir, opinion résultant, comme on le voit, de matériaux les plus divers et les plus positifs.

Nous avons dû, à la suite du chapitre *Prophylaxie,* entrer dans quelques détails sur l'assainissement de la ville de Paris, et surtout sur l'assistance publique, questions très-importantes, qui se lient intimement avec celle du choléra, et que nous nous proposons, dans un prochain mémoire, de traiter d'une manière beaucoup plus étendue.

Notre but, en entreprenant ce travail, *est surtout de familiariser les populations avec cette idée de la contagion,* qui ne sera pas plus redoutée que toutes les autres maladies, ayant ce caractère constaté par les hommes les plus éminents de nos Facultés.

Quoi qu'il en soit de tout ce qui a été dit et écrit sur le choléra-morbus, cette maladie, que nous entreprenons de décrire, sort entièrement de nos cadres nosologiques, et nous ne trouvons dans les anciens auteurs rien qui puisse éclairer sur sa nature, ni nous guider dans son traitement; il faut donc nécessairement avoir recours à notre propre expérience.

C'est pour contribuer, suivant nos faibles moyens, à la solution de ce nouveau problème médical, que nous exposons dans ce mémoire le résultat de nos observations sur le choléra-morbus asiatique, en indiquant les divers moyens que nous croyons propres à nous défendre contre l'invasion de ce fléau, en prévenir les funestes développements, au moyen de précautions hygiéniques et administratives, limiter ses ravages au moyen de l'assainissement des grands centres de population, enfin soustraire, par une thérapeutique éclairée, le plus de victimes possible à sa rage ; heureux, si nous pouvons avoir apporté une pierre à l'édifice élevé par tant de savants, dont les veilles et les travaux n'ont d'autre but que l'amélioration et le bien-être de l'humanité.

HISTORIQUE.

On désigne généralement, comme berceau et foyer permanent du choléra, le delta formé dans l'Inde par les eaux stagnantes aux embouchures nombreuses du Gange ; c'est de là qu'il se répand, surtout depuis près d'un siècle, dans les contrées voisines, avec des retours plus fréquents, plus terribles, et prend de temps à autre un caractère plus franchement épidémique, et parcourt tout à coup, avec la rapidité de la foudre, des espaces immenses, phénomène qui s'est produit à la fin du dernier siècle et au commencement de celui-ci. Il semblait qu'une force inconnue et génératrice de cette maladie s'accumulait et se condensait jusqu'à ce qu'elle eût acquis un degré d'intensité tel, qu'elle franchît bientôt les limites dans lesquelles elle avait paru vouloir se maintenir, et pris les plus gigantesques proportions.

Le choléra-morbus, chose étonnante, suit, dans sa marche vers l'Europe, les routes tracées par les hordes de barbares qui jadis l'envahirent. Il semble que l'Asie, épuisée par les civilisations antérieures, ne pouvant plus peser sur les peuples occidentaux par l'émigration de ses immenses populations, qui autrefois les envahirent, se venge de sa puissance perdue, en nous envoyant, pour présent, la peste et le choléra-morbus.

Sans entrer dans une description trop détaillée sur la marche du choléra, je dirai néanmoins qu'il règne depuis plus de trente ans dans l'Inde, sous la forme épidémique, et que c'est en août 1817 qu'il paraît avoir pris son point de départ de Djissess, situé à quelques lieues au nord-est de Calcutta, près des embouchures du Gange, pour de là s'élancer dans toutes les directions.

Du côté de l'Orient, il porte la désolation à Malacca, en Cochinchine, dans toute la Chine, depuis Canton jusqu'à Péking, à Java, aux Moluques, et jusqu'aux Philippines. Au sud, il franchit la mer qui sépare Ceylan, les îles Maurice et Bourbon. Au nord, il remonte les rives du Gange et de la Djemma, et pénètre en Tartarie. Du côté du couchant, il se répand dans toute la presqu'île occidentale de l'Inde, gagne l'Arabie, la Perse, la Turquie et l'Égypte, la Prusse, l'Allemagne, et toutes les contrées de l'Europe, d'où, faisant un bond immense par dessus l'Atlantique, il passe en Amérique, et complète ainsi son voyage autour du monde.

Il ne faut pas croire que le choléra a parcouru cette vaste surface avec une intensité et une vitesse constantes, il existe sous ce rapport des différences sensibles entre la première épidémie et celle qui règne actuellement. Il a fallu vingt ans au choléra pour accomplir sa première révolution; semblable à un voyageur qui pénètre dans un pays encore inexploré, il n'avançait que lentement, et semblait s'arrêter pour se recueillir, et prendre de nouvelles forces pour poursuivre. Il mit une année entière pour venir de Bombay, où il parut le 9 août 1818; ce n'est que deux ans après qu'il se montre en Arabie et en Perse. En juin 1821, il éclate successivement à Maskal,

Bahrein, Bonchis, Bassora et Chizaz, remonte vers le nord, et atteint, en août, Bagdad et Ispahan ; de ces deux villes, il lui fallut plus d'un an pour gagner, d'un côté, Teheran et Tauris, de l'autre côté, les parties supérieures du Tigre et de l'Euphrate, Mossul, Bir, et Alep, qui en est peu éloignée. Dès ce moment, ses forces parurent s'épuiser, car il ne parvint à Orfa et Diarbekir qu'au commencement de 1823. En juin, il était à Antakick, sur les côtes de la Syrie, et à Sahany, près l'embouchure du Kour dans la mer Caspienne ; enfin il vint mourir, dans l'automne de la même année, à Karamourkan et à Astrakan ; cette dernière ville est au nord de ladite mer.

Arrivé ainsi aux confins de l'Europe et de l'Asie, le choléra-morbus s'arrêta tout à coup et disparut ; pendant six ans, on n'en entendit plus parler.

Il est à supposer que, semblable à un volcan, l'épidémie que nous venons de voir expirer aux portes de l'Europe émet de temps à autre de nouveaux effluves de son foyer central, pareils à de soudaines éruptions, effluves qui répandent le deuil et l'effroi sur l'Inde et les pays adjacents. C'est à cette circonstance qu'il faut attribuer l'apparition subite, en octobre 1829, du choléra-morbus à Orembourg, qui l'aurait reçu d'un nouveau courant établi à travers le nord de l'Inde par la Boukanie. On a remarqué aussi que la maladie ne s'est manifestée qu'après l'arrivée d'une caravane venue de Kiva avec ce principe destructeur dans son sein.

Depuis, le fléau a repris sa course du point où elle avait été interrompue ; ses forces parurent même se décupler, car en quelques mois il ravage la Russie entière, depuis Astrakan jusqu'à Archangel, sur le bord de la mer Glaciale.

Vers le commencement de 1831, il envahit la Pologne, traverse toute l'Europe centrale, et franchit en une année l'espace qui sépare Moscou de Suderland, en Angleterre, c'est-à-dire 40 degrés de longitude, ou plus de 600 lieues.

Dans le même temps, prenant une autre direction, il marche vers le sud, la Gallicie, la Bulgarie, la Roumélie, et éclate à Constantinople à la fin de juillet, en faisant en deux mois 18 à 1900 victimes, désole Smyrne et l'Asie-Mineure. Dans le même temps encore, coïncidence remarquable, le fléau sévissait en Arabie, où il fit périr, dans les deux seules villes de Médine et de la Mecque, 50,000 personnes. Le Dr Prunes attribue l'importation de cette maladie dans ces deux villes à des pèlerins venus de Moka, ville qui elle-même l'aurait reçue de Maskat.

En 1832, le choléra-morbus porte ses ravages principalement en Angleterre, en France et en Belgique. Son intensité varie sur ces trois contrées : en Belgique, il prélève 6,611 victimes, en Angleterre 5,875, et à Paris 18,402.

L'année suivante, le fléau embrasse dans sa sphère d'activité le Portugal, l'Espagne, le Canada, les États-Unis et le Mexique ; cependant on remarque qu'il n'apparut à Madrid qu'en 1834.

En 1835, le choléra se manifeste encore sur des points très-éloignés les uns des autres. Pendant qu'il désole la France méridionale, notamment Marseille, Toulon, il sévit également au Mexique et dans les vastes régions de l'Abyssinie méridionale. Il ne parvient à Gênes qu'en 1836 ; enfin Rome, Naples, Palerme et Malte, qui, jusqu'alors épargnées, commençaient à s'applaudir de leur immunité, sont cruellement désillusionnées en 1837.

Ce retour sur le passé est nécessaire, afin de rendre plus sensibles les analogies et les différences que l'on va remarquer entre la marche de la première épidémie et celle actuelle. En effet, le fléau procède cette fois d'une manière moins lente et moins irrégulière ; il connaît déjà les lieux qu'il envahit, son allure est plus franche et plus dégagée : ainsi il parcourt en trois ans l'espace compris entre les rives du Sindh et celles du Kour en Géorgie, parcours qui exigea la première fois cinq ans entiers, et comme il franchit les chaînes du Caucase sans temps d'arrêt, il mit à peine quatre ans pour venir de l'Indus à Moscou, tandis qu'il avait mis antérieurement douze années pour faire le même trajet.

3

Aux deux époques, l'Arabie fut infectée de la même manière et dans la même saison.

Vers la fin de novembre 1846, l'épidémie se manifeste à Médine et à la Mecque. Dans cette dernière ville, elle enlève 15,000 personnes sur une population de 100,000 âmes, et sévit plus particulièrement sur les pèlerins venus de Syrie, du Caire, d'Algérie, de Tunis et de Maroc; la caravane de Constantinople perdit elle-même plusieurs notabilités. On a présumé avec raison que le choléra fut importé à la Mecque par la caravane qui se rendit de Bagdad au tombeau du prophète. Il est remarquable qu'en 1831, comme en 1846, le choléra ait apparu en ces lieux, au moment même où les pèlerins y affluaient de toutes parts.

Le choléra-morbus s'arrête à la fin de 1846, et semble prendre ses quartiers d'hiver au pied du Caucase, sur les frontières de l'Europe. Pendant deux mois, on n'en entend plus parler, on conçoit l'espoir qu'il ne franchira plus la barrière qu'il semble s'être imposée.

L'illusion ne fut pas de longue durée; dès la fin de 1847, le choléra-morbus sort de son trop court sommeil et se réveille plus terrible que jamais. Cette fois il peut être suivi à sa naissance dans les vallées inférieures du Daghestan et du Chirvan, au milieu des marais insalubres qui couvrent de ces côtés les bords de la mer Caspienne; cette contrée, féconde en fièvres intermittentes graves, est également propice à l'éclosion du fléau : aussi fit-il des ravages considérables, en attaquant de préférence les individus affectés des maladies locales.

On a remarqué en beaucoup d'endroits la coïncidence funeste entre l'épidémie présentement décrite et les fièvres intermittentes; l'analogie est même si frappante, que plusieurs médecins ont été jusqu'à les considérer comme identiques au fond, et déterminées par les mêmes principes morbifiques.

Le 24 mai 1847, il arriva à Kislar, place fort importante, à l'embouchure du Cerek; il y sévit avec violence, tant sur les habitants de la ville que parmi les hordes de Cosaques disséminées dans les environs.

Le 3 juillet 1847, le choléra apparut dans le lazaredo d'Astrakan, situé à 18 lieues sud de cette ville, sur la petite île de Boroutchaïa-Cossa.

Le choléra-morbus a régné dans le gouvernement d'Astrakan depuis les premiers jours de juillet 1847 jusqu'à la fin de septembre. Pendant treize semaines, les relevés officiels portent le nombre des personnes atteintes à 7,132, et 3,772 celui des décès.

Le 26 juillet, le lendemain de son apparition à Czartizine, le choléra éclatait à Doubowka ; le 28 juillet, à Kamychine, où débarquaient deux individus atteints du choléra, venant de Doubowka : transportés immédiatement à l'hôpital de Kamychine, ils y moururent dans les vingt-six heures, et leur décès fut suivi de celui de plusieurs habitants de la ville atteints de la maladie dès le lendemain.

Les décès, par rapport aux attaques, furent très-considérables dans les pays que nous venons de citer, ils dépassent les trois quarts, c'est une des plus fortes proportions que l'on ait constatée, et, relativement à la population, le nombre des malades fut encore considérable. En effet, il y eut 1 malade sur 15 $\frac{1}{3}$ d'habitants, ou 6, 51 pour 100, et 1 décès pour 20 habitants, ou 5 pour 100.

Tout en se propageant dans la Crimée et dans les provinces du Don, il ne s'en avançait pas moins avec une effrayante rapidité au nord, et surtout au nord-ouest, dans les gouvernements qui bordent les pays des Cosaques du Don.

L'un des courants de cette effroyable maladie remonte de l'ouest à l'est en Arménie, puis à Trébizonde, pour venir éclater à Constantinople, en octobre 1848.

Pendant qu'il sévit dans cette dernière ville, à Smyrne et en Égypte, il se propage en Europe, à Saint-Pétersbourg, en Pologne, en Prusse et en Hongrie.

C'est par la ville de Dunkerque, que le choléra a pénétré en France le 20 octobre 1848 ; bientôt il se répand à Calais, Saint-

Pierre-lez-Calais, Bourbourg, Valten, Halgne, Saint-Omer, Yport, Santes, Béthune, Verlan.

Waziers, Saint-Tricat, Condequerque, Branche, Lille, Wazemmes, Marchiennes, Coulogne, Saint-Amand, Guines, Merville, Arques, Raubourdier, Souville, Douai, Pontavandier, Sanches, Gravelines, Hazebrouck, Wamhechies, La Magdeleine, Capellebrouck, L'Écluse et Vred, du 20 octobre au 31 décembre.

Au 1er janvier 1849, il apparaît à Losberghues; le 4, à Fécamp, Valenciennes; le 5, Dieppe et Feuchy; le 10, Ardesle; le 11, Arras; le 12, Condé; le 21, Ingouville; il arrive à Saint-Denis en février, et éclate à Paris le 9 mars.

Le choléra, qui sévissait dans les quatre départements du Nord, du Pas-de-Calais, de la Seine-Inférieure et de la Seine, s'est montré subitement à Dunkerque, puis à Calais, puis à Bourgbourg. Au premier abord, il semblerait que la maladie, partant de ces points, s'est avancée régulièrement vers les localités voisines; mais si on examine, une carte sous les yeux, les différentes localités où elle s'est manifestée, et si l'on rapproche les dates de l'invasion, on verra que sa marche est loin d'être régulière. Ainsi, de Dunkerque, le choléra passe à Santes près Lille, s'étend jusqu'à Saint-Amand, puis Valenciennes, laissant intact pendant plus d'un mois l'arrondissement d'Hazebrouck; il passe d'une localité dans une autre, sans toucher aux pays intermédiaires, et puis il revient sur ses pas.

De Dunkerque à Calais, il saute à Yport, puis à Sauvie, aux portes du Havre, où il s'arrête; de là il va à Fécamp et à Dieppe, enfin il se montre à Saint-Denis et à Paris, localités fort éloignées de celles où régnait la maladie.

Pour montrer l'énorme différence qui existe entre le choléra de 1832 et l'épidémie actuelle, nous rapprocherons de ces chiffres le nombre des cas de choléra et la mortalité en 1832, dans les seuls départements du Nord et du Pas-de-Calais.

Dans le département du Nord, au 1er décembre 1832, on compta 12,557 cas de choléra, dont 6,040 furent mortels.

Dans le Pas-de-Calais, au 15 décembre 1832, on compta 12,862 cas, dont 5,104 furent mortels.

Or, en trois mois, il n'a atteint cette fois, dans le département du Nord, que 378 personnes, dont 222 sont mortes.

Ce simple rapprochement indique l'énorme différence qui sépare les deux épidémies sous le rapport de leur intensité. Si l'épidémie actuelle est tout aussi grave quant à ses conséquences pour les premières atteintes, il n'en est pas moins certain que le choléra actuel n'atteint que le 12ᵉ des personnes qu'il a frappées en 1832.

Il y a unanimité, parmi les médecins des localités envahies, sur les causes prédisposantes et déterminantes de la maladie ; ces causes sont premièrement l'insalubrité des localités et des habitations, la misère et ses conséquences, les mauvaises habitudes dans le régime alimentaire, et surtout l'ivrognerie.

Aussi le choléra débute toujours sur des individus vivant misérablement, habitant des endroits humides, insalubres, et adonnés aux excès, surtout à l'ivrognerie.

DÉFINITION.

Le choléra peut être considéré comme une sorte d'intoxication, d'origine mystérieuse, mais d'une nature essentiellement maligne, très-variable dans son siége et dans ses degrés, dont la cholérine constitue la forme la plus simple, et dont le degré le plus extrême nous est représenté par le choléra foudroyant, c'est-à-dire celui qui existe sans prodromes pendant la vie, et sans lésions anatomiques après la mort.

Nous avons admis trois formes de choléra, qui sont la cholérine, le choléra épidémique ordinaire, et le choléra asphyxique, dit foudroyant.

Ces trois formes se distinguent aux caractères suivants :

1° *Cholérine.* Quand la cause épidémique n'a eu sur l'organisation qu'une faible influence, et surtout qu'elle a limité en quelque sorte son action sur certains appareils spéciaux, et notamment sur l'appareil gastro-intestinal, l'on n'a plus affaire alors qu'à la cholérine, c'est-à-dire à la forme bénigne du choléra. Ainsi donc la cholérine, considérée au fond, n'est autre chose que le choléra en petit ; de même que la varioloïde n'est autre chose, au fond, que la variole, mais la variole en diminutif.

2° *Choléra épidémique ordinaire.* Quand cette affection, soit primitive, soit secondaire, des fonctions radicales de l'organisation existe, mais non portée à ce degré extrême d'intensité ; quand en même temps il vient s'y joindre une perturbation plus ou moins considérable dans les diverses fonctions spéciales, et surtout dans les fonctions digestives et leurs annexes, l'on a alors le choléra épidémique ordinaire, se manifestant avec son cortége habituel de symptômes ; un un mot, le choléra classique, avec ses degrés nombreux et avec un pronostic variable, mais toujours grave.

3° *Choléra asphyxique, dit foudroyant.* Quand la cause qui produit cette maladie vient à frapper directement, et d'une manière aussi subite que profonde, sur les fonctions radicales de l'économie, et à éteindre presque d'emblée la caloricité, qui se trouve placée sous leur intime dépendance, alors l'on a sous les yeux un de ces cas de choléra dit froudroyant, asphyxique, qui est caractérisé presque exclusivement par l'anéantissement instantané des forces, une oppression épigastrique excessive, le froid glacial de tout le corps, en un mot, par tous les signes annonçant une extinction vitale imminente, et le plus souvent par une mort extrêmement rapide ; l'on a alors le choléra-morbus asiatique le plus grave.

ÉTIOLOGIE.

Les causes des maladies ont de tous temps fixé l'attention des médecins. En effet, la connaissance des agents qui modifient l'organisme détermine souvent le choix des moyens curatifs, guide toujours dans le pronostic, et peut seule prévenir les rechutes.

Cependant l'importance que nous devons attacher à la recherche de ces causes n'est pas toujours la même; elle peut varier d'après une foule de circonstances. Le devoir du médecin, sous ce rapport, est surtout différent, suivant qu'il a affaire à une maladie sporadique qui n'affecte qu'accidentellement un petit nombre d'individus, et suivant qu'il s'agit d'un mal qui s'étend épidémiquement sur tous les habitants d'une ville ou d'un pays. Dans le premier cas, les causes de la maladie peuvent quelquefois être négligées sans préjudice pour le traitement; dans le second, au contraire, leur étude est indispensable, parce que la médecine de l'individu est, en quelque sorte, subordonnée ici à une médecine plus générale qui vise à préserver l'espèce.

Qu'un homme se trouve affecté d'une pneumonie, il est peu utile que nous sachions au juste si cette maladie a été provoquée par telle ou telle cause; l'absence de renseignements ne saurait compromettre le salut du malade. Mais il n'en est plus ainsi, lorsque nous voyons la même pneumonie attaquer simultanément grand nombre d'individus, placés dans les conditions les moins identiques pour l'âge et le tempérament; lorsque nous la voyons parcourir ses périodes avec des caractères insolites, et rester rebelle au traitement le mieux éprouvé : alors la connaissance des causes qui ont engendré cette maladie ne saurait être indifférente pour le médecin; plus elles sont cachées, plus il doit s'efforcer de les découvrir ou de les entrevoir.

Le choléra-morbus n'est pas pour nos climats une maladie nouvelle dont nous ignorions les causes; mais la maladie nouvelle que

les Indiens appellent *mordechi*, et qui, sous le nom de choléra-
morbus asiatique, est venue ravager l'Europe, décimant les populations sans distinction de tempérament, d'âge, de sexe, ni de condition, est pour nous une maladie inconnue jusqu'à ce jour ; elle n'a
avec la précédente que des rapports très-éloignés, et de commun
que le nom.

Aucun effort ne doit coûter au médecin pour rechercher les causes
auxquelles nous devons ce funeste fléau et les agents qui déterminent son invasion.

Malheureusement, dans toutes les épidémies, les causes réellement efficientes restent le plus souvent plongées dans une nuit obs-
cure, et les travaux les plus minutieux n'aboutissent qu'à faire
apprécier quelques circonstances plus générales, au milieu desquelles la maladie se développe. Annoter ces circonstances, les com-
biner, les interroger sans prévention, inscrire les conséquences pra-
tiques qui en découlent naturellement, est toujours un pas de fait
vers la vérité ; mais c'est souvent le seul réservé à la science dans
l'étiologie des fléaux épidémiques. Puissions-nous mieux réussir
pour le mal dont nous entreprenons de retracer l'histoire !

La multiplicité des causes susceptibles de produire les maladies,
et leur degré variable d'influence, ont fait adopter dans leur étude
un certain ordre, auquel nous nous conformerons dans la recherche
des causes du choléra-morbus asiatique.

Nous placerons en première ligne la cause essentiellement déterminante ; nous exposerons ensuite les causes prédisposantes générales, c'est-à-dire celles qui, agissant à la fois sur un grand nombre
d'individus, modifient également toutes les économies qui leur sont
soumises.

Causes prédisposantes générales.

Qualités appréciables de l'atmosphère : chaleur, froid, humidité, etc.
C'est un fait démontré par l'expérience, que les fortes chaleurs

sont généralement favorables à l'extension des maladies épidémiques ; mais l'influence d'une température élevée est plus puissante pour celles de ces maladies qui se signalent au début par un dérangement des fonctions digestives ou de l'appareil digestif. Aussi les diarrhées, les dysenteries et les affections bilieuses, règnent pendant la saison la plus chaude de l'année.

La fin de l'été est également l'époque où se montre, dans nos climats, le choléra-morbus indigène. Sydenham, qui l'a vu deux fois revêtir le caractère épidémique, en Angleterre (en 1669 et 1676), le croyait incompatible avec les autres temps de l'année, et regardait comme une nature différente celui qui apparaissait dans les saisons plus froides.

Si quelques faits démontrent que les chaleurs ne sont pas une condition indispensable au développement du choléra-morbus asiatique ; si même, tout récemment, nous l'avons vu exercer ses ravages au milieu d'un froid rigoureux, il n'en résulte pas moins, des irruptions réitérées de la maladie dans les pays les plus divers, que l'été est la saison la plus propice à son extension, et que les approches de l'hiver la font disparaître.

Cette vérité fut surtout sentie aux Indes orientales ; on y voyait la marche du choléra-morbus, toujours subordonnée aux variations thermométriques, et cette circonstance fit croire un instant que les chaleurs excessives de l'été lui avaient seules donné naissance.

Les époques de son apparition et son cours en France, en Belgique et dans d'autres pays voisins, confirment ce point d'observation.

Dans presque toutes les villes où il fit des ravages, il a sévi avec le plus de violence pendant le temps le plus chaud de l'année, et s'est presque entièrement évanoui vers la fin de l'automne.

On est donc fondé à regarder les exemples contraires comme des cas exceptionnels, qui tiennent à des circonstances toutes particulières, et l'on peut admettre qu'en général, le choléra-morbus trouve dans les grandes chaleurs un des éléments les plus favorables a son extension ; que les approches de l'hiver, et même de l'automne, donnent l'espoir de le voir disparaître, au moins momentanément.

Pour ce qui est des autres qualités de l'air, telles que sa séche-resse, son humidité, son état électrique ; la direction des vents, l'irrégularité des états de l'atmosphère, pendant l'année 1849, nous ont permis de constater de grandes variations dans l'intensité de l'épidémie. Les faits recueillis dans des pays où les intempéries de l'air furent plus fréquentes n'accordent à ces divers états de l'atmo-sphère qu'une influence très-secondaire sur la marche du choléra-morbus. Nous regardons les vicissitudes atmosphériques, quelles qu'elles soient, comme pouvant nuire plutôt par la promptitude avec laquelle elles se succèdent, que par leur essence même. C'est sous ce rapport que nous allons les envisager.

Variations brusques de l'atmosphère. Les secousses brusques par lesquelles les parties constituantes de l'air cherchent à se remettre en équilibre ont sur les maladies, en général, un effet très-marqué. Cependant ces variations subites d'une température à l'autre, si communes dans notre pays, n'ont pas dans toutes les maladies un rôle aussi important. Dans une foule d'affections catarrhales et rhu-matismales simples, nous les regardons à bon droit comme causes efficientes ; mais, du moment où elles ne sauraient rendre raison des phénomènes produits, elles ne sont plus que des occasions à la faveur desquelles les maladies se développent où cessent de régner.

Nous ne devons pas exagérer l'influence que les intempéries de l'air exercent sur la marche du choléra-morbus, car l'observation apprend que le choléra se montre partout assez indépendant des changements soudains de l'atmosphère ; cependant nous avons ac-quis la certitude que les successions brusques de températures op-posées amènent une variation constante dans le chiffre des vic-times. Ces secousses sont, en général, plus défavorables qu'une tem-pérature uniforme, quelle qu'elle soit, fût-elle même froide. Les époques composées d'alternatives de temps pluvieux et froids, et de journées plus sèches, mais rarement chaudes, ont offert la plus forte mortalité.

Localité. Le choléra-morbus se jette de préférence sur les grands centres de populations ; il y ravage d'abord les lieux bas, humides, malpropres et peu aérés ; il suit souvent les bords des fleuves et des rivières ; dans quelques contrées maritimes, il n'a pas quitté le littoral ; il épargne des villes au milieu de pays infectés, etc.

Il était naturel d'attribuer ces prédilections à des influences locales, plus ou moins puissantes. Nous apprécierons ailleurs le degré de confiance que méritent les localités, comme causes efficientes de l'épidémie. Pour le moment, nous n'en parlerons que sous le point de vue de leur coopération, variable au développement du germe de la maladie, quel qu'il soit. Il n'est pas aisé, les étiologistes en conviennent, d'assigner à plusieurs causes leur valeur respective, alors qu'elles agissent simultanément. On ne s'étonne pas de voir les épidémies générales, telles que le choléra, s'étendre plus particulièrement sur les cités populeuses, quand on sait que l'entassement, la malpropreté, les excès et les privations de toute espèce, fournissent une ample pâture à leur fureur. Les lieux qu'habite, dans les grandes villes, la classe peu aisée, toujours la plus nombreuse, expliquent aussi pourquoi ces fléaux commencent par y sévir sur les endroits bas, humides et mal aérés.

Les mêmes considérations sont applicables, jusqu'à un certain point, aux habitants des bords de l'eau et des contrées maritimes ; mais, si nous en venons à vouloir préciser l'effet de chacune de ces causes, prises isolément, la chose devient plus embarrassante. Les nombreuses occasions que j'ai eues de voir le choléra dans les endroits les plus divers me forcent à retrancher beaucoup de la grande influence que quelques médecins accordent à certaines causes locales, et entre autres à l'humidité. J'ai traité beaucoup de cholériques dans des lieux élevés, bien aérés, et pouvant, avec raison, être regardés comme des plus salubres. J'en ai traité beaucoup dans des lieux bas et humides, avoisinant le cours de la Seine ; je n'ai pas vu que l'élévation, la sécheresse ou l'humidité de leur séjour, dussent être regardées chez eux comme la cause de la maladie.

A quelques exceptions près, ces individus se trouvaient dans l'une des prédispositions connues, que probablement la cause d'insalubrité dont nous parlons aura encore aggravée.

L'encombrement dans des habitations étroites et mal aérées est une des prédispositions générales dont l'influence est le mieux prouvée ; mais la prédisposition la plus efficace, celle qui se joint presque toujours aux autres, c'est la malpropreté des habitations. Qui n'a vu avec quelle effrayante rapidité le choléra-morbus a dépeuplé ces maisons malsaines, où stagne un air épais, chargé de miasmes délétères de toute nature, et où vingt ménages, entassés pêle-mêle, souvent avec des animaux domestiques, croupissent ensemble dans la fange et dans l'ordure! Je me suis assuré que les bâtiments, dont l'insalubrité avait surtout attiré mon attention, ont été, en dépit des soins que l'on prît de leur assainissement, les premiers envahis et les plus maltraités par le fléau. Eh ! pourquoi s'en étonner? L'assainissement complet des maisons de cette espèce restera toujours impossible.

Il a été constaté, que pour les personnes placées dans des conditions d'aisance, de propreté, de salubrité, de bonne alimentation et de sobriété, la proportion des attaques a été de 12 à 28 pour 100 ; tandis que pour les individus vivant dans les conditions opposées, la proportion des attaques a été de 71 à 87 pour 100 !

Influence de l'alimentation sur les fonctions intérieures ou assimilatrices. L'alimentation, relativement au choléra-morbus, doit être considérée sous deux rapports : sous celui des écarts de régime, passagers et accidentels, et sous celui d'une habitude vicieuse dans cette partie capitale de l'hygiène. Une nourriture saine et variée, où le règne végétal et animal sont également mis à contribution, est indispensable au soutien de l'homme ; ce n'est qu'à la faveur de cette alimentation, qu'il répare ses pertes continuelles et qu'il devient apte à réagir contre les agents innombrables qui minent son existence.

Il faut en outre que l'homme prenne ses repas à des heures réglées, et que, suivant les besoins qu'il s'est créés, il les assaisonne de toniques et de légers excitants, capables de réveiller l'énergie des organes de la digestion.

L'oubli de ces lois hygiéniques si simples devient toujours funeste : il détériore, affaiblit à la longue la constitution, et rend plus sujet aux maladies. C'est surtout pendant l'épidémie, que nous avons pu constater les fâcheux effets des fautes de cette nature.

Nous divisons en quatre parties les erreurs habituelles de régime que nous avons vues les plus efficaces à provoquer l'épidémie :

1° Les repas irréguliers, pris à des heures indéterminées, à des intervalles trop longs ou trop rapprochés, et dans des circonstances contraires à une bonne digestion.

Le travail de l'estomac, alors sans cesse interverti, engendre inévitablement et en tous temps, des affections gastriques, et les prédispose aux attaques de l'épidémie.

2° Une nourriture insuffisante sous le rapport de la quantité ou de la qualité. Nous avons vu avec quelle facilité l'épidémie abattait ces constitutions appauvries, si fréquentes dans les villes et à la campagne ; incapables de parer les coups du fléau, elles tombaient au plus léger souffle. Nous avons vu de près la classe inférieure de la société ; nous avons eu souvent la triste certitude que l'extrême misère en était la cause ; mais pour les deux tiers des cas, nous n'avons vu qu'un défaut d'ordre, ou une parcimonie mal entendue, qui engagent les personnes peu aisées à se refuser les aliments en rapport avec les fatigues qu'elles ont à supporter. Aux premières atteintes du choléra à Paris, nous avons à l'avance, en réfléchissant aux prédispositions de certaines familles que nous connaissions, porté sur ces personnes un diagnostic et un pronostic des plus graves. Malheureusement pour le plus grand nombre, nos prévisions se sont toujours réalisées.

3° L'usage continuel d'une nourriture indigeste et de mauvaise qualité ; les viandes de boucherie gâtées , les poissons salés et fumés, les moules et les poissons vieillis , la viande de porc et les charcuteries de toute espèce ; les légumes indigestes et les fruits non mûris : tels ne sont que trop souvent les aliments que le pauvre est dans la nécessité de consommer, et qui ne lui rapportent, en retour du prix de ses fatigues , que la maladie et la mort.

4° Les excès habituels dans les boissons, et surtout dans les liqueurs alcooliques. Non-seulement les buveurs, en général, sont plus sujets au choléra , mais la maladie a toujours chez eux un caractère d'intensité qui fait qu'ils en échappent plus difficilement.

Je ne saurais trop insister sur l'influence de la pénurie ou de l'abondance de l'alimentation sur la population de la ville de Paris. Les tarifs trop élevés des entrées devraient être modifiés, pour tout ce qui concerne les aliments les plus indispensables à la classe ouvrière.

Le prix élevé des grains et des denrées, en général, pendant les années 1829, 1830, 1846 et 1847, joint aux commotions politiques de 1830 et 1848, ont eu une immense influence sur la gravité et la mortalité pendant les années 1832 et 1849 , et je ne saurais trop appeler sur cette coïncidence toute la sollicitude de l'administration. L'insuffisance du régime constitue la disette, et détermine chez les individus qui la subissent , des effets généraux que l'on peut ainsi résumer :

1° La disette augmente les maladies ;

2° Elle accroît la proportion des décès, et cet accroissement peut durer un certain temps après que cette disette a cessé.

3° La disette, enfin, produit des maladies spéciales, et est une des causes les plus puissantes qui prédisposent aux maladies contagieuses.

Agglomération de la population, commotions politiques. L'histoire du choléra - morbus nous montre à chaque page combien cette maladie accroît en activité et en étendue, à la faveur des grands rassemblements d'hommes et des secousses politiques imprimées à une ville ou un pays. En remontant à l'épidémie de 1832, ne l'avons-nous pas vue, presque éteinte, sévir avec une nouvelle violence, à Paris, après les déplorables journées des 5 et 6 juin ? Nous avons pu remarquer que toute fête publique, toute réjouissance populaire, les premiers jours de la semaine, à cause des fatigues ou excès du dimanche, ont toujours entraîné une augmentation dans le nombre des atteints.

L'influence des grands rassemblements d'hommes et des commotions politiques sur la marche du choléra-morbus est si bien établie, qu'il est permis de douter si son apparition en Europe, et ses progrès ultérieurs, n'eussent pas été retardés, et peut-être prévenus, sans l'état d'inquiétude et d'agitation dans lequel se maintiennent les peuples de l'Europe depuis plusieurs années.

Causes prédisposantes individuelles.

J'entends par causes prédisposantes individuelles celles qui, bien que le plus souvent communes à un grand nombre d'hommes, ne dépendent pas cependant d'un agent général, mais résident uniquement dans la manière d'être particulière à chaque individu.

Cohabitation. Quelle que soit l'opinion qu'on s'est faite du mode de propagation du choléra-morbus, pour peu qu'on ait observé des cholériques, on demeure d'accord que la maladie s'étend avec facilité aux personnes qui habitent sous le même toit; et soit qu'on attribue le fait à quelques conditions communes dans lesquelles les personnes se trouvent nécessairement placées, soit qu'on lui assigne d'autres causes, nous ne voyons pas que ni la constitution, ni l'habitude, infirment ce point d'observation. Nous croyons donc pouvoir

en conclure que la cohabitation forme par elle-même, et indépendamment des autres circonstances qui entourent l'individu, une prédisposition première à contracter la maladie.

Misère. Il est inutile de s'appesantir sur cette prédisposition,
quand on sait dans quelle affligeante proportion la classe indigente
a été partout frappée par l'épidémie. Au reste, la privation des premières choses nécessaires aux besoins de la vie est une source trop
féconde en calamités de toute espèce, pour que nous nous étonnions
de sa grande influence sur le choléra-morbus. La tristesse et le découragement, inséparables d'un pareil état de choses, suffiraient seuls
pour expliquer ce fait.

Malpropreté. La transpiration insensible est, sans contredit, une
des fonctions les plus importantes de l'économie ; jamais on ne né-
glige impunément les règles hygiéniques que son entretien réclame,
et, plus que toute autre maladie, le choléra-morbus est fait pour nous
le rappeler.

La malpropreté détermine si souvent l'invasion de cette maladie,
que le médecin se dispense de recourir à d'autres prédispositions, du
moment où celle-ci se rencontre ; il finit même par s'étonner de son
absence totale dans les cas les plus rares ; et alors seulement, recherche, dans d'autres influences également efficaces, ce qui a pu
donner lieu au développement du fléau.

Affections de l'âme déprimantes. Le chagrin, la mélancolie, et, en
général, toutes ces affections qui brisent les ressorts de l'âme, dé-
rangent peu à peu le jeu des organes, et prédisposent aux maladies.
Mais c'est dans les grandes épidémies, telles que celle qui nous occupe, qu'on a constaté de tout temps les suites fatales des passions
dépressives.

La tristesse et les soucis, entretenus par des chagrins de fortune,
une douleur profonde, occasionnée par la perte de parents ou d'amis,
et, par-dessus tout la crainte d'être atteint par la maladie, sont au-

tant de conditions qui y prédisposent. On cite, et j'ai vu de nombreux exemples de personnes qui ont contracté le choléra-morbus, pour avoir rendu quelques visites à des parents malades ou moribonds. Sans doute que l'impression produite par ce spectacle douloureux place le corps dans les conditions favorables à l'absorption du germe de la maladie. Ce qui vient à l'appui de cette manière de voir, c'est que, dans les cas de cette espèce, les étrangers qui soignaient le malade restaient, à l'abri du fléau, bien plus directement exposés aux causes capables de l'attirer.

De toutes les prédispositions morales, la plus efficace est sans contredit la crainte de la maladie; il suffit de redouter l'épidémie pour avoir toutes les chances de ne pas lui échapper.

Pendant l'épidémie de 1832, une dame polonaise, effrayée des ravages du choléra en Pologne, part pour Paris, et y trouve la mort qu'elle croyait avoir sûrement évitée, en quittant son pays natal. Une femme voit passer une civière servant au transport des cholériques; ce spectacle la frappe : aussitôt les vomissements, la diarrhée, se déclarent, et malgré une médication prompte, le choléra poursuit son cours et l'enlève en quelques heures.

Une dame habitant une rue à travers laquelle le service de la fatale civière fut fréquent pendant plusieurs jours était si péniblement affectée à la vue de ce funèbre cortége, qu'elle eut plusieurs diarrhées opiniâtres, que la persuasion, plutôt que les médicaments, parvint à arrêter.

On connaît l'exemple de cette jeune religieuse qui desservait, à Anvers, l'hôpital des cholériques; elle reçoit dans la figure la matière d'un vomissement, soudain elle est prise d'un choléra si intense qu'elle y succombe en moins de vingt-quatre heures.

Le même fait s'est reproduit en 1849, quai des Célestins, à Paris. Pendant cette terrible épidémie, j'ai donné des soins, quai des Ormes, à Mme R.... qui, voyant s'arrêter au-dessous de ses fenêtres le chariot des pompes funèbres, fut tout à coup prise d'une at-

taque de choléra des plus graves, de laquelle j'ai eu le bonheur de
la sauver.

Au n° 42, quai des Ormes, le même fait se reproduisit quelques
jours après, et malheureusement le malade, M. C..., fut victime de
l'impression qu'il éprouva à la vue de M. V., mort du choléra dans
la maison qu'il habitait. Un seul jour, dans le 9ᵉ arrondissement,
l'on vit circuler dans nos quartiers un immense chariot des pompes funèbres, s'arrêtant de distance en distance pour prendre les
morts, pour lesquels il n'y avait plus assez de corbillards. Derrière ce
chariot, venaient les parents, dont le nombre grossissait en même
temps que ce funèbre véhicule s'emplissait ; aussi la vue de ce cortége produisit un effet dès plus fâcheux, et détermina des atteintes
plus ou moins graves, qui n'eurént certainement pas d'autres causes.

Je dois ajouter ici que M. Vautrain, maire du 9ᵉ arrondissement, près de qui je me rendis aussitôt que j'eus rencontré ce chariot, et à qui je fis comprendre l'immense danger de ce mode de
transport, mit le plus grand empressement pour le changer, et
m'assura qu'il ne l'avait point autorisé. Je suis heureux de lui offrir des remercîments, au nom de notre arrondissement, pour son
dévouement de tous les instants, pendant cette triste époque, et lui
exprimer le regret que j'ai eu de n'avoir pu m'occuper avec lui de
l'organisation du service sanitaire en permanence à la mairie. Un
travail quotidien des plus pénibles et de dix-huit à vingt-deux heures par jour m'en a seul empêché ; mais ce regret se trouve com-
pensé par le bonheur que j'ai eu de pouvoir rendre quelques services dans nos malheureux quartiers, qui ont été les plus maltraités
par l'épidémie.

Je ne dois pas quitter ce chapitre, sans recommander avec la plus
vive instance aux autorités municipales de chercher à soustraire aux
yeux du public les moyens extraordinaires auxquels elles sont obli-
gées d'avoir recours, pour l'enlèvement des morts, pendant les épidémies. car la vue de ces lugubres cortéges a toujours produit les
plus fâcheux résultats dans les pays ravagés par le choléra. Je ne

saurais trop répéter que les effets de la peur, cette affection de l'âme, doit être, à notre avis, rangée parmi les causes les plus prédisposantes du choléra.

Écarts de régime. Tout ce qui tend à déranger les fonctions des organes de la digestion prédispose au choléra-morbus; mais les fautes passagères que l'on peut commettre dans le régime ne sont pas toutes de même nature, nous en avons vu de différentes espèce e occasionner également la maladie.

1° Les excès de table et l'usage immodéré du vin et des boissons fortes peuvent être placés en première ligne. On se rappelle encor les jours désastreux de la première apparition du choléra en 1832, à Paris, où le peuple, frappé de vertige, niant l'existence du mal qui le décimait, se livrait au vin et aux excès avec d'autant plus de fureur qu'on s'efforçait de les défendre davantage. Si depuis, devenu sage autant qu'il peut l'être, il a reconnu le danger de ses orgies, ses jours de promenade (les dimanches et lundis) n'en ont pas moins continué à être signalés par un accroissement dans le chiffre des malades. La même remarque s'est vérifiée pour toutes les villes envahies par le choléra.

Les excès en eau-de-vie et les autres liqueurs alcooliques sont souvent suivis d'une soudaine invasion; on en a vu assez d'exemples pendant les épidémies de 1832 et 1849.

2° Un autre genre d'excès consiste à prendre en trop grande quantité, ou à des heures indues, des substances naturellement indigestes. Je noterai, parmi les principales, les viandes salées, les charcuteries, les salades, les fraises, etc. La saison où l'épidémie a le plus fortement sévi commandait déjà une certaine réserve à l'égard de ces substances. Eu effet, le petit nombre de cas de choléra sporadique que nous observons annuellement sont presque tous dus à des imprudences de cette nature. Aussi l'usage immodéré ou intempestif de ces mets a-t-il eu souvent des suites fâcheuses pour ceux qui s'y sont livrés.

A cette occasion, je citerai un fait qui, entre beaucoup d'autres, me frappa et vient à l'appui de l'opinion que je viens d'émettre.

Le dimanche ..., vers deux heures après midi, je fus appelé rue Guillaume, n° 18, île Saint-Louis, près de la nommée R..., qui jusqu'alors avait joui de la santé la plus florissante. Cette jeune femme s'était, m'a-t-elle dit, régalée de salade à son déjeuner. Immédiatement après, elle fut prise d'une très-violente attaque de choléramorbus asiatique. Voyant que cette malheureuse allait rester seule et manquer des objets indispensables, au milieu des symptômes les plus sérieux et qui s'aggravaient de minute en minute, je me vis forcé de la faire transporter immédiatement à l'Hôtel-Dieu. Le lendemain matin, je voulus savoir quel traitement avait été suivi pour ce cas très-curieux et qui m'avait vivement intéressé (car j'allais partout à la recherche de moyens nouveaux ou meilleurs que ceux que j'employais), et là j'appris que, malgré les soins les plus grands et les plus assidus, elle était morte onze heures après son arrivée à l'hôpital. On m'objectera, avec raison, que l'état de dénûment dans lequel j'ai trouvé cette femme annonçait une grande misère, et qu'il devait y avoir chez elle, par suite de privations, prédisposition à être atteinte par le choléra; mais son état, en général, était avant tellement satisfaisant et indiquant une santé si parfaite, que j'ai eu la conviction que l'excès qu'elle fit fut la cause la plus série déterminante de l'attaque qui l'emporta.

3° Il y a des personnes qui, se réglant soit sur des conseils malentendus, soit sur des bruits vulgaires, changent totalement leur manière de vivre, dans le but de se préserver de l'épidémie.

Les unes font succéder un régime entièrement tonique au régime doux qu'elles suivaient avant, les autres se condamnent à une diète plus ou moins sévère : ce sont là des extrêmes dont nous avons pu constater les fâcheux résultats.

4° Il faut aussi ranger parmi les écarts de régime, qui m'ont pas toujours été étrangers au développement du choléra, l'usage si répandu de ces prétendus préservatifs, de ces composés alcooliques

chargés des principes de quelques substances aromatiques ou excitantes.

Après les causes prédisposantes que nous venons d'énumérer,
nous noterons les suivantes, dont on a également reconnu l'influence, bien qu'elles aient été moins fréquentes : les *excès véné-
riens*, et, en général, tout ce qui, en épuisant le système nerveux,
finit par affaiblir la constitution.

Les *veilles prolongées*. Les hommes fatigués par un travail trop
assidu de cabinet, que le choléra a frappés, auraient probablement
évité ses coups, s'ils avaient su faire un partage plus rationnel entre
leur travail et un repos indispensable.

Combien, pour le même motif, n'avons-nous pas eu de médecins
victimes de leur dévouement, pendant les deux dernières épidémies !

Les *vêtements trop légers*. Si les variations brusques de l'atmosphère sont généralement nuisibles, il est naturel que les effets en
tombent plutôt sur ceux qui négligent de se vêtir de manière à
pouvoir les braver.

On voit, par ce que nous venons de dire sur les causes prédisposantes du choléra-morbus, que ces causes consistent principalement
dans des infractions aux lois de l'hygiène. Nous aurions pu les multiplier, nous nous sommes contenté de citer celles dont l'efficacité
est le mieux démontrée.

Toute imprudence dans l'usage des choses nécessaires à la vie, tout
oubli des préceptes hygiéniques, prédisposent à l'invasion du fléau.

Il en est de même de tout état de souffrance physique ou morale,
qui enraye le jeu des organes, et leur enlève la force nécessaire pour
remplir leurs fonctions.

Les affections pathologiques, quelles qu'elles soient, et surtout
celles des organes de la digestion, déterminent souvent l'invasion.

En résumé, nous ne croyons pas qu'on puisse attribuer à aucune des prédispositions que nous venons d'énumérer une action directe et spéciale sur la production du choléra-morbus asiatique, comme le serait celle des effluves marécageux sur le développement des fièvres intermittentes, celle de l'encombrement sur le typhus d'hôpital.

Nous ne regardons ces agents que comme des causes d'insalubrité, en général plus ou moins propres à l'extension de toutes les maladies épidémiques.

Nous avons aussi remarqué que, sur un très-grand nombre de femmes atteintes du choléra que nous avons soignées, pas une n'était enceinte; ce qui nous a fait penser que l'état puerpéral pouvait être considéré comme un préservatif en temps d'épidémie.

Quant aux professions, les relevés n'apprennent rien de particulier, si ce n'est que le choléra attaque principalement la classe ouvrière, quel que soit le genre de travail auquel elle se livre.

Certains jours de la semaine influent sur le nombre des décès : ainsi les mercredis et les jeudis surtout en ont présenté le plus grand nombre.

Il est certain que les dimanches et les lundis ont offert le plus d'atteintes ; mais, comme, le plus communément, les décès n'ont pas lieu dans les vingt-quatre heures, il en résulte qu'ils viennent porter sur les jours suivants.

En résumé, trois conditions, selon nous, sont absolument indispensables à l'invasion de la maladie :

1° L'agent cholérique,

2° La prédisposition,

3° La cause occasionnelle.

L'agent cholérique réside dans l'atmosphère.

La prédisposition est propre, inhérente et particulière à l'individu.

La cause occasionnelle est commune à tous, elle est générale.

Ceci étant établi, on aura aisément raison de l'invasion du choléra, de son mode de propagation, de ses variations et de ses

prédilections qu'il paraît affecter pour tel pays, telle province, telle
ville, telle rue, telle maison, telle famille, etc. etc.

SYMPTÔMES.

Dans tous les pays ravagés par le choléra, cette maladie a montré
dans le développement de ses symptômes une variété remarquable.
Tantôt sa marche est rapide ; ses signes les plus terribles apparaissent à la fois et se confondent, il frappe le principe de la vie et
s'éteint comme la foudre. Tantôt il envahit l'organisme pas à pas,
se dessine par quelques stades assez bien marqués, et laisse à la
médecine le temps de lui opposer des moyens plus ou moins efficaces. Cette dernière forme, qui heureusement a été la plus fréquente, a permis d'assigner au choléra-morbus, outre des signes
précurseurs, trois périodes distinctes,

1° Une période d'invasion ou nerveuse :
2° Une période adynamique,
3° Une période de réaction.

Prodromes. Les avant-coureurs les plus ordinaires du choléra
sont un malaise vague, avec lassitude et pesanteur dans les membres, sans aucun dérangement fonctionnel appréciable; l'individu
se plaint de n'être pas bien ; il accuse un sentiment de tension
à la région précordiale, dû le plus souvent au spasme des muscles
de la poitrine et de l'abdomen. Cette tension simule une sorte de
barre, qu'il désigne dans la direction du colon transverse. Les digestions sont irrégulières; souvent il y a inappétence, dyspepsie;
d'autres fois faim plus active. L'ingestion des aliments est suivie
d'une oppression à l'épigastre, que soulagent des éructations, fréquentes quelquefois, surtout pendant les repas; des bouffées de
chaleur montent au visage, et font bientôt place au frisson.

Les évacuations alvines sont dérangées : chez les uns, il y a constipation et ténesme ; mais, chez le plus grand nombre, les selles

sont plus fréquentes que d'habitude; au lieu d'une, il y en a deux par jour et davantage.

Elles sont plus liquides, et présentent un aspect insolite, dû au dérangement de la sécrétion biliaire; tantôt elles sont d'un brun foncé, plus souvent elles offrent la couleur argileuse qui leur est propre dans l'ictère. La bouche est pâteuse et la soif nulle; dans d'autres cas, la langue est rouge à la pointe et sur les bords, et la soif assez vive.

La respiration est gênée et entrecoupée de soupirs. Les urines, moins abondantes, coulent parfois avec difficulté; leur coloration varie: claires et limpides chez les uns, elles sont rouges et sédimenteuses chez les autres.

Le pouls n'a rien de fixe dans les prodromes: tantôt fort, développé et normal, il est tantôt petit, faible et déprimé.

En même temps, la tête est lourde et embarrassée; les yeux, brillants ou abattus, éprouvent des éblouissements; les oreilles bourdonnent, il y a céphalalgie.

La face exprime une certaine anxiété, et l'habitude locale est caractérisée par l'apathie et le découragement.

Les prodromes varient pour la durée: on les voit se prolonger pendant plusieurs jours; souvent ils manquent tout à fait, ou passent inaperçus.

Mes recherches mettent hors de doute l'existence de la diarrhée au début, et il y a près de moitié des cas dans lesquels les antécédents ont été précédés par une diarrhée plus au moins forte, et cela au milieu d'une santé parfaite. Mais, d'un autre côté, j'ai reconnu que très-souvent le choléra a en quelque sorte débuté d'emblée en envahissant à la fois tout les organes, et en développant, dans l'espace d'une demi-heure, les symptômes les plus graves, ce qui constitue le véritable choléra foudrayant. Ce qui est également certain, c'est qu'il s'écoule entre le moment où la diarrhée a commencé et celui où elle devient véritablement cholérique tantôt une demi-journée, tantôt une journée entière, tantôt même plusieurs jours. Ainsi j'ai eu un grand nombre de cholériques chez lesquels la diarrhée a duré de douze heures à dix jours. Le plus souvent cependant, la durée n'est pas aussi longue; la moyenne a été à peu près de deux jours et demi. Je déclare ce fait bien établi et incontestable, c'est que, dans plus des trois quarts des cas, il existe une période d'invasion, qui a pour phénomène dominant la diarrhée, dans laquelle on *peut arrêter souvent la maladie par un traitement actif et précoce.* Nous devons regretter que les premiers accidents ne soient pas douloureux ; car ces malades ne perdraient pas de temps, et, pressés par la douleur, ils demanderaient des soins et n'arriveraient pas aux terribles symptômes du choléra confirmé.

Si, dans un certain nombre de cas, la puissance de la maladie dépasse la puissance de l'art, il en est d'autres où le médecin peut lutter à armes égales, et le succès dépend, non point du hasard, mais de la persévérance dans les moyens thérapeutiques, et de l'habileté de la conduite.

J'ajouterai encore avec bonheur que le choléra de 1849, en outre d'une rapidité plus grande dans sa marche à travers les populations, est encore moins formidable par la gravité des symptômes qui se manifestent, par des prodromes, par des signes avant-coureurs, quatre-vingts fois sur cent.

Période d'irritation ou nerveuse. — Aux prodromes succèdent les symptômes qui caractérisent la maladie. Les selles deviennent plus fréquentes et plus liquides, leur déjection instantanée s'annonce par des gargouillements et des borborygmes. La matière qui les compose prend la consistance et l'aspect du lait battu, d'une teinte jaune ; mais insensiblement cette couleur disparaît, et le liquide, encore homogène, devient d'un gris sale. Bientôt il se sépare évidemment en deux parties, dont l'une, limpide et transparente, tient en suspension l'autre, qui ressemble à du mucus épaissi. Cette dernière partie, d'un blanc terne, a été comparée à du riz, à du gruau, à des débris de pois longtemps macérés dans l'eau ; elle finit par déposer au fond du vase.

6

A cette époque de la maladie, les selles ont perdu leur odeur stercoraire ; elles n'offrent plus qu'une odeur fade, aigrelette, particulière à toutes les excrétions des cholériques. Elles varient en nombre dans les vingt-quatre heures : bornées à trois ou quatre chez un individu, elles peuvent aller à trente et quarante chez un autre.

Les garde-robes incommodent d'abord peu ; le malade se sent même, après chaque déjection, soulagé de la tension qu'il ressentait à l'épigastre et à l'abdomen. Ces selles ont lieu sans ténesme et sans douleur, et avec une promptitude extrême, elles s'accompagnent, les premiers jours, de flatuosités ; mais à mesure que le mal fait des progrès, celles-ci ne s'observent plus, bien qu'il reste un certain gargouillement.

Quelquefois le malade éprouve un sentiment de chaleur extrême à l'estomac et à la gorge ; alors la soif est vive ; mais dans le plus grand nombre de cas, il n'y a point de douleur locale, la langue est humide, pâle, épanouie, et la soif nulle.

Le ventre est mou et non douloureux ; on y sent à la pression un empâtement dû à la présence du liquide granulé qui s'accumule dans les intestins.

Après un temps variable, les vomissements, et les autres symptômes du choléra indien, se joignent à la diarrhée.

Les premiers vomissements sont spasmodiques et violents ; ils font entendre un gargouillement clair et sonore, et le liquide est projeté au loin ; mais pour peu que l'adynamie survienne, les vomissements ont lieu, sans peine et sans douleur ; il semblent se faire par régurgitation, et s'écoulent de la bouche du malade, comme d'un tuyau de pompe.

La matière qui les compose contient d'abord le résidu de la digestion, les boissons et les médicaments ingérés. Bientôt elle change de nature et présente un liquide abondant, analogue à celui des déjections alvines ; partagé, comme ces derniers, en deux parties distinctes, il en diffère en ce qu'il est plus clair et plus limpide.

Pendant que les vomissements et les garde-robes se succèdent, les crampes s'emparent des extrémités inférieures; elles commencent par les orteils, s'étendent bientôt aux jambes où elles se fixent plus particulièrement. En même temps, les parois de l'abdomen, et surtout la région de l'estomac, sont en proie à des tiraillements convulsifs et poignants. Dans les cas les plus rares, les extrémités supérieures s'agitent aussi de contractions spasmodiques; mais le plus souvent, les crampes se bornent aux muscles de l'abdomen et aux extrémités inférieures.

Telle est la triple série de symptômes qui caractérisent la période nerveuse. Ils déterminent dans l'économie des modifications qu'il importe de noter.

L'énergie du cœur s'affaiblit; le pouls est lent, petit, filiforme; l'artère semble vide; la moindre pression du doigt la fait disparaître; plus rarement, elle conserve de la tension et de la force, et ne se déprime que pendant le vomissement.

La respiration est gênée, et bien que l'air pénètre librement le tissu des poumons, il en est subitement expulsé, comme par une contraction spasmodique du diaphragme et des muscles intercostaux. Le malade ressent de l'oppression à la région sternale; il cherche vainement à y remédier par des inspirations plus longues et des soupirs profonds.

Les sécrétions diminuent; la peau est sèche, ou couverte d'une sueur visqueuse, froide; elle se crispe et se refroidit surtout aux extrémités.

L'urine est moins abondante, d'autres fois nulle; la langue pâle, large et humide, tend à se refroidir.

Le timbre de la voix change : d'abord il est incertain et voilé, et se compose alternativement de sons graves et aigus; le malade attribue à quelques mucosités ce défaut d'intonation; il tousse pour mieux se faire entendre; mais, en dépit de ses efforts, la parole s'obscurcit de plus en plus.

Les facultés intellectuelles restent intactes.

L'anxiété est extrême, et la faiblesse profonde.

L'aspect particulier de la face vient compléter ce tableau de symptômes spéciaux. Les yeux, ordinairement ternes et abattus, quelquefois injectés et brillants, sont retirés au fond de l'orbite, et entourés d'un cercle bleu. Le nez est effilé; son pourtour est noirâtre; au centre il semble proéminent, d'autant plus que la face est plus excavée. Celle-ci, contractée et émaciée, est souvent d'une pâleur qui contraste avec le teint livide des lèvres. Cette période n'a pas de durée fixe; rarement elle va au delà de quatre jours, quelquefois elle finit en quelques heures.

Période adynamique. — Les crampes, que nous avons déjà notées précédemment, semblent faire la transition de la première période à la deuxième. Légères d'abord, elles croissent progressivement en intensité, et finissent par acquérir un tel degré de violence, qu'elles arrachent au malade des cris affreux; son corps, contourné de mille manières, et ses membres tendus, expriment énergiquement les souffrances qu'il endure. A cette époque de la maladie, les vomissements persistent parfois avec plus d'opiniâtreté; mais les selles ne se montrent plus que par intervalles, et coulent inaperçues; cette fougue d'une innervation vicieuse dans les parties que les crampes assiégent, cette exaltation vitale de la fibre musculaire tombe et fait place à un épuisement total de l'économie.

L'action du cœur se paralyse de plus en plus; le pouls est imperceptible à la partie inférieure de l'avant-bras, et à peine sensible dans les gros troncs artériels. La région du cœur présente seule des battements appréciables. Il y a des syncopes fréquentes.

La voix est presque entièrement éteinte; le timbre en est brisé; la parole a quelque chose de sinistre, de lugubre même : on dirait que les sons sortent du fond d'une caverne, ou de la tombe même où le malheureux malade semble déjà descendre.

Les sécrétions sont taries; l'écoulement des urines entièrement supprimé.

La soif est presque toujours très-forte, et ne peut être étanchée.

La respiration est pénible et oppressée ; un poids énorme paraît s'opposer à la dilatation du thorax. L'air expulsé des poumons a baissé de température ; un froid glacial recouvre tout le corps ; il est plus intense à la face, aux mains et aux pieds.

Les extrémités ne tardent pas à présenter une couleur bleue, marbrée, toute particulière. Cette coloration est d'abord due à l'injection des veines qui rampent sous la peau ; mais bientôt le système capillaire y participe et la rend plus générale. La peau semble couverte de larges plaques ecchymosées, au milieu desquelles serpentent quelques filets moins foncés en couleur.

Les oreilles, le cou, le devant de la poitrine, et plus tard les cuisses, partagent cet état cyanique.

La peau est gluante ; elle a perdu son élasticité vitale ; elle conserve le pli qu'on y fait ; aux doigts des mains, son atonie est remarquable, elle est plissée comme après une longue macération dans l'eau.

Les facultés intellectuelles seules, quoique considérablement affaiblies, semblent survivre à cet anéantissement absolu. Le malade répond aux questions qu'on lui fait ; mais ses réponses sont lentes et courtes ; les efforts des assistants pour tirer de lui quelques mots semblent péniblement l'affecter. Il répugne à parler ; il a une indifférence égale pour tout ce qui l'entoure et le touche de plus près ; son état même ne l'inquiète guère. A en juger par les illusions qu'il se fait dans les circonstances les plus graves, on dirait qu'il n'a plus la conscience de sa position.

La prostration des forces est à son comble, et à ce degré de la maladie, l'aspect de la face devient hideux et méconnaissable. Elle présente une couleur terreuse cendrée, ou d'un bleu analogue à celui des extrémités. Les lèvres, pendantes et relâchées, sont livides et sèches, la langue glacée, le nez effilé ; les narines béantes et salies par du mucus desséché et pulvérulent ; les oreilles froides et retirées. Les yeux, cachés dans le fond des orbites, semblent s'éloigner des paupières ; celles-ci, ridées et noires, sont accolées aux parois de la cavité orbitaire.

Le globe de l'œil, porté en haut, cache la prunelle sous la paupière supérieure et ne laisse voir, dans l'intervalle des cartilages tarses, qu'une faible partie de la conjonctive. Cette membrane porte le plus souvent une tache, qu'on prendrait pour une ecchymose, mais qui n'est réellement qu'un effet de l'air sur cette partie ; elle est desséchée et racornie. La diminution du volume du corps est un phénomène très-fréquent dans cette maladie ; elle peut en quelques jours, en quelques heures même, être portée à un degré considérable, après des évacuations alvines excessives.

Cette période, ordinairement moins longue que la précédente, n'a pas de durée limitée ; elle dépasse rarement deux jours, et se termine le plus souvent en moins de vingt-quatre heures.

Période de réaction. — A une époque variable des périodes précédentes, la nature se réveille et s'efforce de combattre le principe délétère qui l'opprime ; ces efforts peuvent être victorieux ou rester inefficaces ; les symptômes diffèrent encore dans ces deux circonstances.

Lorsque la maladie doit se terminer par la santé, le pouls se relève et se soutient ; il devient libre et ondoyant ; une chaleur égale ranime la peau, d'abondantes sueurs découlent de toutes les parties du corps ; la respiration se dégage, et l'air entre profondément dans les vésicules pulmonaires ; la voix s'éclaircit, la figure s'épanouit, les lèvres sont rouges, et les yeux, moins ternes, quelquefois injectés, ressortent des orbites ; la langue se réchauffe ; peu à peu, la couleur bleue fait place à une teinte rouge, uniforme et vive ; la bile apparaît dans les selles, de plus en plus consistantes ; les urines commencent à couler, la faim se déclare, et le courage renaît.

Si les efforts de la nature doivent rester impuissants, le pouls se presse un peu, puis retombe ; les lipothymies deviennent plus fréquentes ; la chaleur est partielle ou elle alterne avec le froid ; la transpiration est nulle, ou bien le corps, et surtout la figure, se couvrent d'une sueur gluante qui colle aux doigts ; la respiration reste difficile et oppressée ; la langue est froide ou sèche et aride ; la bile se montre dans les selles, donne un peu d'espoir de sauver le malade, puis disparaît sans retour ; plus souvent, les évacuations cessent, ou, si elles ont encore lieu, elles reprennent leur cachet spécial ; les urines ne coulent point ou en très-petite quantité.

La cyanose persiste, et les traits restent décomposés ; la voix présente toujours un timbre particulier, et s'altère de plus en plus ; le malade est inquiet, s'agite, se dérange continuellement ; il rejette les couvertures, qui le suffoquent ; d'autres fois il demeure immobile, dans un décubitus profond, ne se plaint pas, ne demande rien, et expire au moment où l'on s'y attend le moins.

Le plus souvent, l'instant fatal s'annonce par une respiration sublime des plus pénibles, accompagnée d'un râle sonore ou d'un hoquet fatigant.

Tel est le choléra-morbus parcourant toutes ses périodes.

Mais que de variétés il a montré dans son invasion, sa marche, sa durée et sa terminaison ! combien l'art, en s'opposant à son cours délétère, trop souvent, hélas ! sans succès, a lui-même multiplié les formes de la maladie !

Il nous importe de jeter un coup d'œil sur les variétés que nous avons vues les plus fréquentes.

Dans un grand nombre de cas, la maladie a une invasion soudaine, on n'observe aucuns prodromes, soit qu'ils manquent réellement, soit que le malade les ait laissé passer inaperçus. Il est des circonstances, plus rares, où les signes précurseurs avertissent, longtemps à l'avance, l'individu du danger qu'il court. Indépendamment des nombreux dérangements fonctionnels énumérés plus haut, la diarrhée existe plusieurs jours très-intense, mais sans caractère spécifique ; elle cède quelque temps, pour reparaître ensuite avec plus d'opiniâtreté.

Une certaine anxiété, la persuasion seule d'être atteint du fléau, sont souvent des prodromes très-significatifs.

Le choléra est loin d'offrir toujours dans sa marche une progression graduée, souvent il précipite ses périodes et les pervertit ; chez les uns, il frappe inattendu, laisse à peine le temps de se reconnaître, et déploie à la fois ses symptômes en apparence les plus opposés ; les signes d'exaltation nerveuse marchent de front avec des caractères adynamiques très-prononcés, les selles, les vomissements et les crampes, l'algidité, la cyanose et l'absence du pouls, coexistent ; chez les autres, il a une marche plus insidieuse et non moins redoutable ; la diarrhée existe seule, mais elle est tenace et rebelle ; la médication la plus rationnelle reste inefficace ; tout à coup les vomissements éclatent, et les crampes enlèvent le malade au milieu de douleurs atroces.

Il y a des individus qui semblent investis du privilége de braver impunément les coups les plus meurtriers du fléau ; en vain portent-ils une diarrhée abondante et caractéristique, ils vaquent à leurs affaires ; méprisant les conseils de l'art, ils se livrent aux excès, préférant ceux qu'on défend davantage, et, contre toute prévision possible, ils échappent à ce danger.

Que d'anomalies dans cette singulière affection ! Tantôt on recouvre la santé au milieu des signes les plus effrayants, plus souvent un calme trompeur est l'indice d'une mort certaine : celui-ci offrait, dès l'abord, des vomissements, des selles qui inondaient son lit, les crampes étaient horribles ; la réaction survient, et tout se rétablit ; celui-là semblait plus épargné du fléau : selles peu abondantes, vomissements presque nuls, crampes légères ; cependant le corps se refroidit, les moyens les plus énergiques ne peuvent le réchauffer ; la figure devient terreuse, la voix sépulcrale ; il expire sans douleur.

Les mêmes variétés que présentent les périodes nerveuse et adynamique s'observent dans la réaction ; celle-ci est peut-être plus irregulière encore : nous l'avons vue annonçant un retour vers la

santé ; mais alors même elle peut tromper notre attente : le réveil
de la nature, pour être salutaire, doit se contenir dans des bornes ;
s'il est immodéré, il expose le malade à des dangers plus grands que
ceux qu'il vient d'éviter.

Le cœur, se contractant d'abord avec force et irrégularité, se livre
bientôt à des mouvements tumultueux et rapides ; l'artère, tendue,
bat avec violence : dès lors les congestions sont imminentes ; l'épigastre se tend, devient douloureux ; la soif très-vive ; la peau est
brûlante, la respiration oppressée et convulsive ; souvent les vomissements reviennent, et avec eux les crampes, la tête est lourde, les
yeux sont rouges et vifs, la face est vultueuse, les lèvres pourpres,
la langue sèche et rude. La mort vient terminer cette période par
un coma léthargique ou un délire fugace. Telle est la réaction outrée, immodérée.

D'autres fois elle reste imparfaite : le corps s'était graduellement
réchauffé, la couleur bleue s'était évanouie, une certaine moiteur
recouvrait la peau ; le pouls, plus ferme, battait avec quelque force ;
l'urine avait coulé, et la bile se montrait dans les selles ; cependant
le frisson intercepte la chaleur par intervalle, la transpiration s'arrête, la cyanose fait de nouveaux progrès, la bile et les urines dis-
paraissent pour ne plus revenir, les lèvres et les dents sont sales et
enduites d'une croûte fuligineuse, la langue est racornie et la soif
ardente, les yeux sont chassieux et larmoyants, la face est injectée et
livide, la respiration devient plus difficile, stertoreuse, et ordinairement il y a stupeur et prostration ; d'autres fois délire et carphologie ; la vitesse et une certaine extension du pouls contrastent souvent avec ces signes d'adynamie. Cette variété de la réaction a été
nommée *typhoïde ;* il est rare qu'elle ne soit pas suivie de mort dans
les trente-six heures.

J'ai eu cependant occasion d'observer plusieurs de ces derniers
cas qui se sont prolongés jusqu'à six et sept jours, et quelquefois
même plus longtemps.

Autant la réaction varie dans ses symptômes, autant elle est inconstante pour l'époque de son apparition.

Presque toujours elle succède aux vomissements, aux crampes, et à quelques signes d'adynamie. Quand celle-ci est incomplète, rarement la nature prend le dessus, la mort devient inévitable.

Parfois les selles et les vomissements persistent, quoique la réaction semble établie ; dans d'autres cas, ces évacuations se suppriment sans aucun amendement.

Ni l'état des selles et des vomissements, ni la chaleur de la peau, ni la transpiration, ne sont le véritable type de la réaction ; elle se juge sur *la seule force des contractions du cœur.*

Dans ces corps replets, surchargés de tissus graisseux, la peau conserve souvent de la chaleur pendant tout le cours de la maladie, la transpiration est abondante ; mais le pouls reste faible et les syncopes se succèdent. Il semble qu'ici les capillaires ont une certaine activité de circulation qui se fait au détriment plutôt qu'à l'avantage du mouvement central ; la transpiration épuise, au lieu de soulager.

Chez les enfants, le choléra-morbus présente quelques particularités qui ne sont pas indifférentes pour le diagnostic. Rarement il se montre chez eux aussi ouvertement que chez l'adulte, et ce n'est qu'à deux ans et au-dessus que les enfants en offrent tous les symptômes. Ainsi la diarrhée peut exister seule, et encore la matière des selles a-t-elle diverses nuances. Chez les uns, elle est limpide, blanchâtre, crémeuse ; chez les autres, glaireuse, sanguinolente. Il est vrai que la prostration a lieu, que les yeux sont cernés ; mais ces caractères ne sauraient avoir de valeur spéciale aux yeux du médecin habitué à voir les maladies des enfants. Les crampes, la cyanose, le vomissement même, manquent dans plusieurs cas.

Une diarrhée opiniâtre, rebelle, éclatant subitement au milieu d'une santé florissante et sans cause appréciable, le dépérissement prompt, l'amaigrissement progressif, enfin la léthargie, et plus souvent les convulsions précédant la mort : tels sont parfois les seuls signes qui accompagnent le choléra dans la première enfance, et compliquent le jugement médical. La santé antérieure, l'absence de la dentition et de toute affection catarrhale, l'aspect insolite des liquides et l'épuisement plus insolite qui suit les évacuations, enfin la coexistence du choléra dans la même famille, guident le médecin.

Des symptômes isolés du choléra ont aussi fourni matière à quelques remarques.

Des lombrics sont évacués dans les selles ou les vomissements, les menstrues apparaissent, sans que l'on ait pu saisir, entre ces particularités et le cours même de la maladie, quelque rapport direct.

Le choléra, grave chez les femmes enceintes, tue promptement le fruit de la conception, mais sans lui communiquer aucun de ses caractères spécifiques.

Tous les médecins ont vu avec étonnement la sécrétion du lait persister, pendant que les autres se suppriment.

Ces faits ont été constatés pendant l'épidémie de 1832, et j'ai eu l'occasion de constater le dernier pendant l'épidémie de 1849.

La mort varie dans son aspect : tantôt elle survient au milieu de douleurs atroces, de crampes horribles, avec soubresauts des tendons et délire ; plus fréquemment elle est paisible, et le malade s'éteint lentement dans un état comateux. Dans ce dernier cas, la respiration est anxieuse et partielle ; je l'ai vue n'offrir que deux inspirations par minute.

C'est une véritable asphyxie.

Convalescence.

La convalescence est longue et difficile ; elle varie toutefois d'après les symptômes qui ont accompagné l'affection. On a vu des attaques, en apparence très-graves, faire place en quelques jours, par une réaction franche, à une santé parfaite. D'autres cas, où les grands signes perturbateurs s'observaient moins nombreux, mais où l'adynamie fut plus profonde, entraînaient une convalescence laborieuse et longtemps incertaine.

Le plus souvent, l'estomac reste paresseux ; le tube digestif conserve une grande sensibilité, les moindres aliments oppressent et font naître des flatuosités ; les selles sont pénibles, et la constipation succède parfois à la diarrhée. Chez quelques malades, il y a atonie de la vessie et difficulté d'uriner. Le convalescent reste faible ; ses membres sont comme brisés. Si l'attaque a été violente, les facultés intellectuelles sont longtemps affaiblies. Enfin, à une époque indéfinie, la physionomie porte encore l'empreinte de cette maladie insidieuse.

MARCHE, DURÉE, TERMINAISON.

Le choléra parcourt ordinairement ses périodes avec une grande rapidité ; sa durée a été étudiée au moyen de recherches statistiques fort étendues, faites par la commission centrale du département de la Seine. Il résulte de ces documents, que la durée de la maladie, influencée faiblement par l'âge des malades, qui résistaient en raison de leurs forces propres, et du caractère particulier des affections secondaires, pendant l'épidémie de 1832, a été, sur 4,907 individus :

De 1 à 6 heures.............. 294 fois.
De 6 à 12 heures.............. 615
De 12 à 18 heures.............. 392
De 18 à 24 heures.............. 1173
De 1 à 2 jours.............. 823
De 2 à 3 jours.............. 602
De 3 à 4 jours.............. 382
De 4 à 5 jours.............. 240
De 5 à 6 jours.............. 125
De 6 à 7 jours.............. 70
De 7 à 8 jours.............. 171
De 8 à 9 jours.............. 35
De 9 à 10 jours.............. 36
De 10 à 15 jours.............. 111
De 15 à 20 jours.............. 19

Il est à remarquer que la durée de la maladie est moins longue lorsque l'épidémie est à sa plus haute période d'intensité.

Pendant l'épidémie de 1849, je me suis souvent trouvé en présence de cas où le choléra a fait disparaître, au moins momentanément, des anasarques, suites de maladies du cœur, des hydrothorax, des ascites, des fièvres intermittentes, des névroses, des névralgies, etc. Ces faits ont été confirmés et complétés par les observations de plusieurs médecins des hôpitaux de Paris.

La durée moyenne du choléra est de un à trois jours, mais il est quelquefois foudroyant et tue en moins de six heures; d'autres fois, au contraire, la maladie se prolonge beaucoup plus longtemps, elle a duré jusqu'à cinquante jours.

La convalescence est rarement franche et rapide; une grande faiblesse, de l'anorexie, une gastralgie ou un embarras gastro-intestinal assez marqué quelquefois pour réclamer un traitement spécial, de l'insomnie et d'autres troubles nerveux, peuvent persister pendant un temps assez long. Lorsque l'appétit est revenu, les forces se rétablissent assez promptement.

Dans d'autres cas, la santé ne se rétablit qu'avec une extrême difficulté, et l'influence de la maladie se fait sentir pendant des mois et même des années; dans tous les cas, les rechutes et les récidives sont fort à craindre.

La terminaison du choléra épidémique, trop souvent funeste dès la première période, ou par suite d'une réaction soit trop violente, soit incomplète et irrégulière, peut cependant être favorable, et l'on voit la guérison s'opérer de différentes manières. Quelquefois, en effet, ainsi que nous l'avons dit, on voit les accidents de la période cyanique se dissiper par une véritable résolution, et, dans ce cas, la convalescence est aussi prompte que l'avait été la marche de la maladie : « En peu d'heures, la physionomie change; en 12 ou 24 heures, au plus en quelques jours, le visage a repris son expression ordinaire. Les forces reviennent avec une égale promptitude, et en peu de temps, un cholérique qui a été placé sur le seuil de la tombe, qui était froid comme le marbre, sans pouls et dans la plus profonde faiblesse, est rendu à ses occupations habituelles. » (Littré.)

La guérison du choléra est souvent beaucoup plus lente que nous ne venons de le dire. Elle ne se décide qu'après les luttes les plus périlleuses et les plus longues qu'ont à soutenir les malades contre les complications et les affections secondaires. La convalescence se ressent alors des accidents, et l'on ne saurait dire ce qu'elle présente de difficultés et de lenteurs. Il reste, pendant un temps plus ou moins long, une faiblesse générale que l'on ne rencontre à la suite de nulle autre maladie : les traits sont amaigris, le regard languissant, l'appétit inégal et capricieux ; une gastralgie rebelle, des coliques, de l'insomnie, une grande tendance au refroidissement soit partiel, soit général, un abattement intellectuel et moral, persistent quelquefois avec une grande ténacité, et il n'est pas rare de voir, sous l'influence du moindre écart de régime ou d'une circonstance quelconque, survenir une véritable rechute. Ce n'est pas tout : on a vu fréquemment le choléra épidémique déterminer une modification complète de la constitution, et les individus qui en avaient été atteints changer en quelque sorte de tempérament et de nature, sinon pour le reste de leur vie, du moins pour un temps très-long.

Sans qu'il soit permis de dire qu'une atteinte grave de choléra prédispose à une atteinte nouvelle, il faut reconnaître qu'elle ne préserve pas de toute récidive. Les observations les plus récentes semblent indiquer pourtant que celles-ci sont fort rares,

ANATOMIE ET PHYSIOLOGIE PATHOLOGIQUES DU CHOLÉRA-MORBUS.

Dans l'état actuel de la science, il n'est guère permis d'exposer la thérapeutique d'une maladie, sans avoir apprécié la valeur des traces qu'elle laisse sur le cadavre, et celle des symptômes qu'elle développe dans l'organisation vivante.

C'est pour nous conformer à ce principe, que nous n'aborderons le traitement curatif du choléra-morbus qu'après avoir interrogé l'anatomie pathologique qui lui sert de base.

L'autopsie ne fait pas découvrir des altérations identiques et con stantes sur le cadavre des individus qui ont succombé au fléau de l'Inde. On n'a pas lieu de s'en étonner, quand on considère que la maladie elle-même n'a rien de stable dans ses périodes et dans sa durée, et que d'ailleurs elle n'est pas toujours exempte de complications.

Le cadavre d'un homme parfaitement sain au moment de l'invasion, et que le choléra a foudroyé en quelques heures, laissant à peine à la réaction le temps d'apparaître, vous offrira d'autres phénomènes que celui d'un individu placé dans des conditions opposées, et qui a lutté pendant plusieurs jours, au moyen d'une réaction imparfaite, immodérée ou typhoïde.

Il importe de ne pas confondre les altérations diverses que la nécroscopie constate dans ces deux cas. Les premières sont à bon droit regardées comme directement dépendantes du principe morbifique ; les secondes, accidentelles, peuvent tenir soit des affections préexistantes ou concomitantes, être dues à la forme de la réaction ou même au traitement mis en usage.

Cherchons d'abord à apprécier les phénomènes cadavériques que l'on rencontre dans le premier cas, nous parlerons ensuite de ceux qui se montrent dans l'autre.

Si nous ouvrons le corps d'un homme qui a passé, en quelques heures, d'une santé florissante à une mort affreuse, assailli à la fois par les symptômes les plus violents et les plus caractéristiques du choléra-morbus, voici ce que nous remarquons de plus particulier : la muqueuse digestive est ordinairement molle, pâle, d'un blanc jaunâtre, recouverte d'un mucus collant, difficile à enlever ; souvent elle offre dans toute sa longueur des plaques et des taches pointillées, variables en étendue, d'un rouge tantôt clair, tantôt plus foncé, même noirâtre. Les follicules de Peyer sont très-apparentes dans tout l'intestin, et surtout dans le cœcum et le colon. On trouve dans l'estomac et dans l'intestin un liquide analogue à celui des selles et des vomissements, mais crémeux, lié, et plus consistant.

La vésicule du fiel est distendue par une bile noire, verdâtre.

La rate est plus petite et plus dure que d'habitude.

La vessie, vide, contractée, à parois épaissies, n'offre que 2 pouces de diamètre.

Le cœur est un peu rétréci, flasque, farci d'un sang noir et fluide.

Les membranes séreuses sont, en général, sèches.

Tels sont les principaux faits que constate la nécroscopie dans les cas de choléra les plus graves; car, pour le reste, le foie, les reins, les poumons, le pancréas, le cerveau, le cordon rachidien, les systèmes nerveux et ganglionnaire, sont parfaitement sains; seulement vous remarquez que les systèmes veineux et artériels, en partie vides, en partie remplis d'un sang poisseux, non coagulé, forment sur tous les tissus les mêmes taches que nous avons signalées dans la muqueuse intestinale. Et si vous découpez quelque parenchyme que ce soit, même celui du cerveau, vous en extrayez, par la pression, le même sang noir, identique pour tout l'organisme.

Y a-t-il la moindre corrélation entre ces indices cadavériques tout à fait négatifs, et les symptômes si effrayants, si positifs du choléra-morbus? Grand nombre de médecins conviennent que l'autopsie nous laisse ici dans une ignorance complète sur la nature et le siége de la maladie. D'autres, jaloux d'étendre au fléau de l'Inde cette théorie de l'irritation, dont on ne conteste plus guère les éminents services en médecine, ont cru voir, dans les signes que nous venons d'énumérer, des preuves suffisantes d'une phlegmasie du tube digestif, et ont assimilé le choléra-morbus à la gastro-entérite. Ils ont invoqué, à l'appui de cette opinion, les taches rouges, brunes, noirâtres, qui occupent l'intestin dans un grand nombre de cas, l'enduit tenace dont il est recouvert, et le développement anormal des cryptes de la muqueuse.

Ces diverses modifications se rapportent-elles nécessairement à un travail inflammatoire, dont la muqueuse serait le siége?

La teinte rouge, bleue, violette, noirâtre, que les arborisations veineuses et artérielles impriment à l'intestin n'est-elle pas le résultat de la stagnation d'un sang noir dans le réseau vasculaire des tissus?

L'interruption du mouvement circulatoire, et l'absence de l'hématose, justifient suffisamment cette manière de voir.

S'il en était autrement, c'est-à-dire si les capillaires étaient réellement altérés dans leur texture, s'ils étaient désorganisés, comme ils le sont dans les inflammations franches, pourrait-on, au moyen d'injections incolores, rendre à l'intestin cyanosé sa couleur primitive, en poussant le liquide des artères dans les viscères? pourrait-on produire et faire disparaître à volonté la nuance bleue?

On a dit encore que cette énorme quantité de fluides qui lubrifient l'intestin avait enlevé les signes de l'inflammation. On ne peut s'empêcher de regarder cette assertion comme gratuite, quand on a vu la rougeur, la vraie inflammation subsister sur des intestins encore inondés de liquides, au moment de l'autopsie.

Nous venons de voir l'état des organes après un choléra primitif, exempt de complications. La durée de la maladie, la cause occasionnelle, le caractère de la réaction, et une foule d'autres circonstances, font varier les réactions cadavériques.

Lorsque l'individu résiste à la période adynamique, et qu'il vient à succomber pendant une réaction immodérée ou typhoïde, les altérations que nous présentera le cadavre seront, en général, proportionnées à la violence à laquelle l'impulsion du sang s'est faite vers la tête, les poumons et les autres viscères. Des indices d'inflammation pourront se découvrir. Il en sera de même si des excès habituels ou une phlegmasie préexistante ont occasionné le développement du fléau.

Mais les modifications organiques que l'on constate en pareils cas ne sauraient être attribuées à l'agent morbifique du choléra-morbus, elles sont secondaires et purement accidentelles; on serait même tenté de leur refuser toute influence sur la mort de l'individu. En effet, que le cholérique meure dans le coma, dans le délire; qu'il y

8

ait, pendant ses derniers moments, des signes non équivoques de congestion pulmonaire, encéphalique ou intestinale; à l'ouverture du corps, vous observez rarement tout le désordre auquel vous aviez droit de vous attendre; souvent même vous rencontrez saines les parties que vous deviez croire les plus altérées.

Ces résultats, au reste, doivent peu nous surprendre. Fréquemment les cholériques vivants présentent tous les symptômes de la congestion et de l'inflammation, sans que les moyens antiphlogistiques, les mieux indiqués en apparence, puissent amender cet état de choses. C'est que les symptômes du choléra-morbus sont spéciaux comme la cause dont ils dépendent. Cette cause se comporte comme celle de tous les typhus pestilentiels : elle masque les maladies qui ont favorisé son invasion, prédomine les complications quelles qu'elles soient, et ne nous dévoile pas sur le cadavre sa manière d'agir.

Cependant cette absence de toute modification organique appréciable, à la suite d'une maladie qui a ébranlé l'économie jusque dans ses fondements, doit être pour nous une première preuve pour placer le siége du choléra-morbus dans l'appareil nerveux.

Ce n'est pas seulement dans le choléra-morbus que l'aspect particulier de la muqueuse digestive pourrait en imposer pour une inflammation; dans la mort par strangulation, on trouve presque toujours tous les viscères du bas-ventre injectés et d'un violet livide.

Dans la mort par submersion, si l'individu, d'ailleurs bien portant, tombe dans l'eau pendant le travail de la digestion, la muqueuse de l'estomac pourra être rouge ou violacée.

Dans l'asphyxie, quelle que soit sa cause, l'injection des intestins est constante.

Ainsi la couleur rouge, cramoisie, bleue, violette, livide, noirâtre, n'est pas toujours un indice de phlogose, pas plus dans les intestins que dans les autres organes.

D'ailleurs, admettant que l'aspect de la muqueuse intestinale, chez les cholériques, soit réellement lié à un état inflammatoire, nous demanderons comment il se fait que les symptômes inflammatoires n'ont été signalés que dans l'appareil digestif? pourquoi les poumons et les autres viscères, la tête, les tissus vasculaires et osseux, en sont généralement exempts dans le cours de la maladie, alors qu'il est bien démontré qu'ils se trouvent dans le même état d'injection après la mort?

Le développement des plaques de Brunner et de Peyer est un fait digne de remarque; mais la valeur pathologique de cette altération est-elle assez bien établie pour qu'on puisse l'invoquer pour ou contre la phlogose?

Quant à cette couche de mucus tenace qui revêt le tube digestif, on est plus fondé à le regarder comme le résultat d'une simple transsudation, qu'une production pathologique analogue à celle qui se forme dans certaines phlegmasies couenneuses. La muqueuse des suppliciés, sains d'ailleurs avant l'exécution, présente le même enduit; il se reproduit même au bout d'un certain temps, si on vient à l'enlever.

Ainsi, dans les choléras simples, les plus graves et les plus promptement mortels, la nécroscopie ne nous apprend nullement le siége et la nature de la maladie.

Il est bien vrai qu'on rapporte des exemples de phlegmasies trèspromptement mortelles, qui n'ont laissé sur le cadavre aucune lésion appréciable; mais dans ces circonstances, d'ailleurs très-rares, à défaut de preuves nécroscopiques, on pourrait s'appuyer des symptômes, de la nature, de la cause, etc.; et, dans le choléra-morbus, comme nous le verrons tout à l'heure, les symptômes sont loin de prouver la phlogose.

Voyons actuellement si le caractère des principaux symptômes contre-indique la nature nerveuse que nous assignons à la maladie.

Les prodromes les plus ordinaires du choléra-morbus sont une céphalalgie frontale, des tintements d'oreilles, des éblouissements, des vertiges avec malaises et brisements des membres; viennent ensuite les éructations, les borborygmes, la tension spasmodique de l'épigastre, la torpeur de l'estomac, et l'inappétence. N'est-ce pas là le cortége des souffrances habituelles de l'individu que tourmente une affection nerveuse des viscères de l'abdomen? Une contention d'esprit prolongée, une affection vive de l'âme, le défaut d'alimentation, peuvent développer la plupart de ces symptômes.

Cette diarrhée qui survient ensuite, ces déjections si fréquentes et si copieuses, supposent-elles un travail inflammatoire dans la muqueuse du tube digestif?

Dans la diarrhée aqueuse chronique, dans le flux cœliaque, la lienterie, le diabète, etc., le liquide évacué est très-abondant, et l'inflammation très-équivoque.

Nous pourrions étendre aux vomissements ce que nous venons de dire de la diarrhée. Ils ne sont pas plus nécessairement inflammatoires dans le choléra que lorsqu'ils surviennent dans les premiers mois de la grossesse, dans le stade de froid des fièvres intermittentes, dans le mal de mer, dans les hémorrhagies abondantes, dans les opérations graves.

Les autres symptômes, tels que les crampes des extrémités, l'extinction de la voix, les syncopes, l'affaiblissement progressif, appartiennent directement au système nerveux.

Ainsi nous ne trouvons ni dans l'autopsie, ni dans les phénomènes les plus saillants du choléra-morbus primitif, aucun des caractères distinctifs de la véritable inflammation. Mais, accordons pour le moment que l'inflammation soit toujours manifeste, rendrait-elle compte des symptômes si insolites, si terribles du fléau de l'Inde? rendrait-elle compte de la mort soudaine dont l'épidémie frappe ses victimes? Or, une altération pathologique, quelque constante qu'on la suppose, qui ne peut rendre raison des phénomènes morbides, ne saurait constituer la cause principale de la maladie, et encore moins déterminer sa nature.

La plupart des médecins ont senti la nécessité de reconnaître une lésion autre que celle du tube digestif pour expliquer les phénomènes cholériques. Presque tous ont admis une altération primitive ou simultanée du système nerveux.

Mais si ce principe du choléra-morbus affecte primitivement le système nerveux, comment affecte-t-il ce système ?

Dans les temps reculés, où les épidémies étaient aussi fréquentes qu'elles sont devenues rares de nos jours, nos pères comparaient, en général, les maladies pestilentielles à l'empoisonnement.

C'est encore avec l'empoisonnement, seul parmi la foule des affections pathologiques aujourd'hui connues, que le choléra asiatique présente quelque analogie.

Si nous nous arrêtons un instant à faire ressortir les points de contact que présentent les phénomènes cholériques avec ceux qui suivent l'ingestion de certaines substances vénéneuses, ce n'est pas pour satisfaire une curiosité stérile, qui serait ici déplacée ; nous croyons que ce rapprochement peut contribuer à expliquer les différentes phases de la maladie, et à mettre sur la voie de la médication qu'il convient de lui opposer.

Le caractère fondamental de tout empoisonnement est l'extinction prompte de la vie. Les grands phénomènes qui l'accompagnent, tels que vomissements, selles, crampes, convulsions, etc., ne sauraient expliquer cet épuisement rapide des forces. Ils manquent d'ailleurs dans beaucoup de cas ; si nous consultons le cadavre, nous trouvons que, dans les catastrophes les plus graves et le plus promptement funestes, les substances vénéneuses n'ont laissé aucune trace qui nous dévoile leur manière d'agir.

On cite des exemples d'empoisonnement par d'énormes quantités d'arsenic ou de sublimé corrosif, où la muqueuse digestive a été observée exempte de toute altération. Et, ce qui n'arrive que rarement à la suite des poisons irritants, est habituel dans la classe des poisons septiques de toute espèce : les narcotico-âcres, la respiration de certains gaz, la morsure d'animaux venimeux, etc. Ces poisons n'impriment pas sur nos organes des traces proportionnées à leurs ravages.

Dans les cas les moins fréquents, où l'empoisonnement septique est suivi d'inflammation, cette inflammation, quelque vive qu'on la remarque, ne rend pas compte d'un anéantissement aussi subit.

Il est même aisé de se convaincre que le plus souvent elle n'est que secondaire, qu'elle provient de ce que les organes se sont relevés pendant quelque temps de leur asphyxie, et qu'ils ont lutté avec plus ou moins de force contre l'agent qui menaçait de les détruire. En un mot, cette phlogose est le résultat de la réaction, et les indices en sont d'autant plus apparents que le poison a agi plus faiblement, et a entraîné une mort plus tardive. Ainsi, dans l'empoisonnement septique, il y a deux ordres de phénomènes bien distincts : les uns primitifs, qui dépendent d'une irritation inconnue, délétère, portée directement sur le système nerveux, dont l'autopsie ne décèle pas la nature, et qui se signalent par la destruction immédiate de l'innervation; les autres consécutifs, tenant à la réaction, caractérisés par une phlegmasie plus ou moins intense, dont l'autopsie cadavérique découvre les traces, et dont il est possible d'apprécier les causes.

Si maintenant nous revenons aux phénomènes du choléra, nous leur trouvons avec ceux de l'empoisonnement septique la plus parfaite ressemblance. En effet, quel est le caractère fondamental du fléau asiatique? C'est cette faiblesse radicale dont l'épidémie frappe soudainement ceux qu'elle atteint. Cet abattement profond, qui fait, suivant l'expression énergique de M. Magendie, que l'homme est déjà cadavre, lorsqu'il respire encore, voilà le vrai type du choléra-morbus; voilà le point de contact qu'il a avec l'empoisonnement septique et avec tous les typhus pestilentiels. Observez les instruments des principales fonctions, vous ne les verrez point livrés à des mouvements désordonnés, mais plongés dans la stupeur, asphyxiés, et en quelque sorte enchaînés par un principe inconnu, qui leur ôte la force d'agir. Le cœur se contracte avec régularité, mais ses contractions n'ont pas la vigueur nécessaire pour charrier le sang. L'air pénètre librement les vésicules pulmonaires, mais l'action vitale de la part des poumons n'a pas lieu. Le tube digestif est engourdi, insensible à ses stimulants habituels ; l'absorption est presque nulle, et les sécrétions sont supprimées.

Dira-t-on que cette adynamie, dont tous les organes sont frappés à la fois, n'est que consécutive à la diarrhée, aux vomissements, aux crampes, et aux autres symptômes qui se montrent à l'extérieur? Mais, dans ce cas, la faiblesse devrait être proportionnée à la quantité de liquide rendu, à l'intensité des crampes, et le malade devrait aussi perdre ses forces d'autant plus lentement que les déjections seraient moins abondantes et que le spasme est chez lui moins douloureux. Or, combien de fois n'observe-t-on pas le contraire? Combien d'individus ont résisté à des déjections très-abondantes qui persistèrent pendant six à huit jours, et se terminèrent heureusement? Combien d'autres n'ont eu qu'une attaque peu dangereuse, en dépit des crampes atroces qui signalèrent le début? Il est même des cas où les signes extérieurs qui dénotent la présence de l'agent cholérique viennent à manquer, en totalité ou en partie, et alors, être atteint et anéanti par l'épidémie devient synonyme.

Ainsi, dans le choléra-morbus, l'adynamie n'est pas secondaire, elle est le résultat direct de l'irritation délétère, qui se porte primitivement sur le système nerveux, et qui éteint l'influx vital. On en trouve une preuve évidente dans ce qui se passe dès l'invasion de la maladie. Les premiers symptômes sont une torpeur du canal digestif, annoncée par la dyspepsie, l'inappétence ; les flatuosités, les borborygmes, le ralentissement du pouls, une respiration difficile, et la diminution des fluides sécrétés ; en un mot, tous les caractères d'un affaiblissement physique et moral.

Les crampes contre-indiquent-elles le caractère d'adynamie que nous assignons aux phénomènes cholériques? Les contractions spasmodiques du système musculaire s'observent dans les affections les plus diverses, et surtout dans celles qui attaquent directement le système nerveux. Si les crampes dénotent dans l'appareil musculaire une surexcitation, elles ne sauraient préjuger le caractère de la maladie qu'elles accompagnent ; elles ne prouvent pas que les organes centraux participent à cet excès de vitalité. Au contraire, dans un grand nombre de cas, les agitations spasmodiques des muscles expriment non-seulement une extrême faiblesse, mais l'extinction prochaine de la vie. C'est ainsi que les enfants en bas âge meurent presque tous dans les convulsions, quel que soit le genre de leur maladie ; c'est ainsi que des mouvements désordonnés de la part du fœtus, dans le sein de la mère, bientôt suivis d'un calme parfait, constituent un des signes les plus rationnels de sa mort. Chez une foule de moribonds, le moment suprême est annoncé par un surcroît d'activité musculaire ; bien plus, la force contractile se conserve dans les muscles, longtemps après qu'elle semble avoir abandonné tous les autres tissus.

Enfin les muscles seuls ne conservent-ils pas après la mort la faculté d'exercer des contractions très-marquées, sous l'influence des stimulants ?

Si nous nous en rapportons au témoignage des auteurs les plus recommandables, la rigidité cadavérique elle-même ne serait qu'un effet d'une contraction musculaire, dernier acte de notre animation.

Ainsi le système musculaire devient réellement le dépositaire des dernières étincelles de la vie, et son énergie vitale, bien loin de donner la mesure de celle qui anime les organes centraux, se développe à leurs dépens dans les circonstances les plus graves.

Or, dans le choléra-morbus, ne serait-on pas fondé à admettre que l'innervation dont le principe cholérique prive les organes centraux est répartie en excès dans le système musculaire, où elle excite des mouvements désordonnés ? Ce qui vient à l'appui de cette opinion, c'est que les crampes sont des symptômes plus fâcheux que les selles et les vomissements ; qu'elles épuisent plus vite les malades, qu'elles surviennent plus tard, et à une époque où le collapsus, l'adynamie des fonctions centrales a déjà fait des progrès. Envisagée sous ce rapport, cette rigidité extraordinaire que présentent la plupart des cholériques avant leur mort serait en quelque sorte une roideur cadavérique anticipée. Et, en effet, l'état de contracture des membres, n'est pas précédé, dans le choléra, de cette persistance de la chaleur vitale, et de cette laxité des tissus qui subsistent ordinairement plusieurs heures; la rigidité dans les choléras graves se déclare de prime abord, même avant l'extinction de la vie, et elle est immédiatement suivie de la dissolution putride.

On a objecté que l'on ne saurait admettre qu'il y a atonie dans un tube digestif qui fournit cette énorme quantité de fluides, et qui parvient à s'en débarrasser par les selles et par les vomissements. Il se passe sans doute dans les intestins quelque chose qui n'est pas explicable par aucun des phénomènes pathologiques connus. On ne saurait, d'ailleurs, prétendre à tout expliquer dans le choléra-morbus. Cependant, pour peu qu'on y fasse attention, on se convaincra que l'adynamie du canal alimentaire, quelque extraordinaire qu'elle paraisse, n'en est pas moins réelle. Les fonctions digestives ne perdent pas immédiatement leur énergie vitale; elle leur est enlevée graduellement, comme cela a lieu pour le cœur, les poumons et les glandes sécrétoires. L'appareil digestif, bien que visiblement engourdi dès le début, est encore sensible aux aliments, aux stimulants légers; mais, peu à peu, la force s'évanouit, et dans la période de collapsus, les moyens les plus énergiques ne parviennent pas à la réveiller.

Les médecins qui croient à une surexcitation de la part de l'intestin sont forcés d'en convenir eux-mêmes : gardez-vous bien, disent-ils, d'ingérer dans l'estomac, dans le rectum, de fortes doses d'opium, ou d'un stimulant quelconque; les effets en seront terribles du moment où la réaction s'établira. Concevrait-on cette innocuité momentanée des stimulants, si la muqueuse n'était pas frappée d'atonie, avant la réaction? resteraient-ils sans effet immédiat s'il y avait surexcitation? Pour ce qui est des selles et des vomissements, ils ont dans le choléra-morbus un caractère tout particulier, qu'ils n'offrent dans aucune autre maladie.

Tant que le tube digestif conserve quelque sensibilité, il cherche à se débarrasser d'un liquide qui l'incommode, et les évacuations se font encore avec une certaine force, bien qu'elles ne soient jamais pénibles. Mais à une époque plus avancée de la maladie, les selles coulent en quelque sorte passivement et à l'insu du malade; il en est de même des vomissements, qui semblent se faire alors par simple régurgitation.

Enfin il arrive une époque où toute déjection se supprime, et cependant, en palpant l'abdomen, on sent que le liquide continue à affluer vers l'intestin, on l'y rencontre même après la mort. Or, la vitalité n'est-elle pas entièrement perdue dans un canal alimentaire qui manque de ton pour s'efforcer d'expulser ces liquides dont l'abondance et le caractère alcalin doivent exercer sur lui une stimulation tout à fait insolite? mais d'où viennent les liquides évacués? Un phénomène non moins incontestable que ceux que nous avons jusqu'ici examinés, c'est la décomposition du sang.

Le sang n'est pas seulement noirci, épaissi, chez les cholériques, il est décomposé. L'analyse chimique fait voir qu'il est privé de ses parties constituantes, qu'il manque de sérum. La partie restante ne saurait être de la fibrine pure, puisqu'elle ne se coagule pas, et ne subit aucun changement à l'air. La partie fluide du sang ne s'est perdue ni par les urines, ni par la transpiration ; elle se retrouve dans le liquide des selles et des vomissements. Il est donc probable qu'elle y afflue d'une manière quelconque et que c'est elle qui alimente les évacuations. Le sang noir, poisseux, qui reste dans les vaisseaux doit contribuer à stupéfier ces organes. Cependant je ne pense pas qu'on puisse regarder l'impression de ce sang non oxygéné, non vital, comme la cause primitive de l'adynamie. Le collapsus peut exister au suprême degré, sans qu'il y ait aucun signe de cyanose. Cette décomposition du sang est un fait tout à fait inexplicable; on l'a cependant encore observé dans l'empoisonnement produit par la morsure de quelques reptiles venimeux.

On a dit que les facultés intellectuelles demeurent intactes dans le choléra-morbus, et que cette circonstance s'oppose à ce qu'on regarde le système nerveux comme primitivement atteint par l'agent morbifique. Il suffirait de faire remarquer qu'il y a des substances vénéneuses, la noix vomique, par exemple, qui s'attaque bien évidemment au système nerveux, et où le malade conserve jusqu'à la fin l'usage de sa raison.

Mais il s'en faut que le cholérique jouisse de ses facultés intellectuelles, comme dans l'état normal. Le malade, il est vrai, répond juste aux questions qu'on lui adresse ; mais ses réponses sont tardives et courtes, et il faut des efforts pour les lui arracher. Laissez-le en repos, il ne parlera pas, il ne se plaindra pas, il restera indifférent pour tout ce qui l'entoure, son sort même ne l'inquiétera pas. Dans le plus grand nombre des autres affections, les malades voient avec peine approcher leurs derniers moments, demandent leurs parents, s'occupent même le plus souvent de leurs affaires ; tandis que dans le choléra-morbus, ils ne pensent plus à rien, ne s'occupent de rien, et sont presque tous dans un état de torpeur et d'anéantissement complet. Or, n'y a-t-il pas perversion morale chez un homme qui ne sent pas le venin qui le mine, et qui assiste impassible à sa propre destruction ? Le cerveau est ici dans le même cas que les autres viscères de l'organisme ; son énergie s'éteint graduellement, et s'il meurt le dernier, c'est qu'il est lui-même le dispensateur de cette innervation, que le principe cholérique détruit successivement dans toutes les parties du corps. Nous avons remarqué que la cyanose, quelques heures après le décès, était moins prononcée que pendant la vie, et n'occupait plus que les extrémités et principalement la pulpe des doigts. Les membres reprenaient de la chaleur, et étaient presque en équilibre avec la température du tronc. Ce phénomène nous a paru constant chez les cholériques dont l'ouverture fut faite huit ou dix heures après la mort.

Quant à la voie par laquelle le poison cholérique s'introduit dans l'organisme, nous croyons, et nous avons presque la certitude, que c'est par les voies aériennes qu'il pénètre dans l'économie et qu'il attaque d'abord cette partie du système nerveux, qui préside à la circulation.

Je me borne à conclure de ce qui précède :

Que le siége du choléra-morbus asiatique est dans le système nerveux ;

Que le principe cholérique, quel qu'il soit, agit en irritant ce système ;

Que rien ne démontre que cette irritation soit inflammatoire, et que tout porte à admettre qu'elle ne l'est pas ;

Qu'une faiblesse toujours croissante et l'adynamie sont les caractères fondamentaux du choléra-morbus ;

Qu'il en résulte que l'irritation qui affecte le système nerveux est délétère, semblable à celle qu'exercent certains poisons septiques, mais inconnue de sa nature ;

Que tout porte à croire que le principe cholérique agit en détruisant, dans les principaux organes, l'innervation, qui se trouve ensuite répartie en excès dans tout le système musculaire ;

Que le sang est décomposé, et que sa partie aqueuse afflue probablement dans le tube digestif, et fournit la matière des selles et des vomissements ;

Que l'autopsie ne donne pas raison de ces grands phénomènes ;

Que dans le choléra simple, sans réaction, on ne découvre dans les organes aucune altération appréciable ;

Qu'il n'en est pas de même quand il y a eu réaction ou complication ; qu'alors il peut y avoir des traces d'inflammation évidentes ;

Que dans ces cas, l'inflammation ne saurait être considérée que comme consécutive ou accidentelle ;

Que le point par lequel le poison cholérique s'introduit dans l'organisme sont les voies aériennes, et que la partie du système nerveux qu'il attaque d'abord est celle qui anime les organes de la circulation.

PRONOSTIC.

Quoique le pronostic du choléra ne puisse être en général que grave, il y a des symptômes qui permettent l'espoir, comme il y en a d'autres qui annoncent constamment une issue funeste.

Pendant l'épidémie de 1849, j'ai presque toujours trouvé une difficulté extrême de pronostic, même lorsque j'étais appelé au début. Des accidents, marchant d'abord avec une grande lenteur, ont tout à coup marché si rapidement que la mort est arrivée tout à fait inopinément.

Les *prodromes*, quels qu'ils soient, n'ont pas de signification absolue ; ils peuvent précéder des maladies bien différentes. Mais les circonstances au milieu desquelles ils se montrent ajoutent beaucoup à leur valeur relative. Ainsi, lorsqu'on les observe sur un individu appartenant à une famille où le choléra règne, et a déjà fait des victimes, ou mieux encore, dans une maison d'isolement, ils acquièrent aux yeux du médecin toute l'importance du choléra confirmé. L'âge, le sexe, la constitution, les excès habituels, l'état du moral, les affections concomitantes, l'époque de l'épidémie, le temps où les premiers secours sont réclamés, influent sur le pronostic, indépendamment des symptômes.

Les vieillards âgés de plus de soixante ans succombent presque tous ; il en est de même des enfants en bas âge.

Passé la deuxième enfance, l'espoir de guérison décroît à mesure que l'on approche de l'âge fait ou de la maturité. La puberté ou la première jeunesse ont le moins à craindre.

Sur un nombre donné de cas graves de choléra, il échappe plus de femmes que d'hommes.

Les constitutions faibles, détériorées par les excès, les chagrins ou les privations, résistent difficilement au fléau.

Chez les buveurs et les individus porteurs de quelque affection aiguë ou chronique de l'estomac, on doit s'attendre à une réaction pénible, imparfaite, à un état typhoïde concomitant, à une convalescence longue et laborieuse, et plus souvent à la mort.

Le pressentiment d'une fin prochaine et le découragement sont d'un sinistre présage.

Quand l'épidémie est à son apogée, les symptômes les plus légers commandent la circonspection ; lorsqu'elle est au déclin, des signes en général plus graves promettent du succès. Si le malade demande conseil dès l'invasion du mal, quelque intense qu'il soit d'ailleurs, on aura plus de confiance dans le traitement, que si, trompé par l'apparente bénignité de l'affection, il avait passé plusieurs jours dans une fausse sécurité.

Lorsque les premiers moyens, bien indiqués, restent sans aucun effet et que la maladie fait des progrès évidents, on craindra pour les jours du malade, quelle que soit la période.

Les vomissements, les crampes, et le froid, succédant tout à coup à une diarrhée caractéristique qui existe depuis plusieurs jours, sont plus souvent funestes que l'ensemble des mêmes symptômes éclatant dès le début.

Un coma profond avec surdité, mais sans délire, est moins à craindre que l'agitation continuelle et la carphologie.

La respiration stertoreuse est d'un mauvais augure. Une altération profonde de la voix, et la décomposition des traits du visage, sont des signes mortels.

Les syncopes fréquentes indiquent une réaction pénible et une convalescence tardive.

La cessation des selles et des vomissements, sans que la réaction survienne, est d'un présage fâcheux.

La persistance des évacuations, quand la réaction est bien établie, ne mérite qu'une attention secondaire.

Lorsqu'un enfant atteint du choléra tombe dans les convulsions, l'espoir de le sauver s'évanouit.

La réaction pendant laquelle la peau reste pâle et cendrée, et se couvre d'une sueur gluante, est mortelle.

L'apparition d'urines copieuses et de selles colorées annonce la convalescence.

Leur absence ou leur disparition nouvelle, après quelques heures ou quelques jours, est un indice de mort.

Si la faim se déclare et que l'estomac supporte bien quelques légers aliments, le rétablissement sera prompt.

TRAITEMENT.

Généralités. — Le principe du choléra sape la vie par ses bases, et la nature, livrée à ses propres forces, ne saurait lui résister. Il y a donc urgence de voler au secours de la nature, d'instituer une action qui puisse ou suppléer à ses efforts impuissants, ou dompter l'agent délétère, en un mot, la médecine active la plus énergique, seule, est ici admissible.

Est-il un remède contre le choléra? Question naïve, incessamment répétée. Il ne peut exister un spécifique contre cette maladie, don la nature est encore inconnue. Un contre-poison ne peut-être administré avec pleine sécurité que lorsque la cause de l'empoisonnement est dévoilée, et que le poison n'a pas encore produit des accidents généraux.

Le charlatanisme peut seul annoncer des spécifiques, dont l'un des moindres inconvénients est ici de faire perdre un temps précieux, irréparable. En effet, le danger du choléra confirmé est dans la rapidité de sa marche. Pendant les prodromes, que l'art domine presque toujours, le mensonge des médicastres donne une fausse sécurité trop tôt chèrement achetée.

Le choléra doit invoquer, pour son traitement, toutes les ressources de la science, et faire appel à toute la sagacité du praticien; en un mot, la médecine rationnelle est la seule à mettre en usage.

Mais si les médecins de tous les pays s'accordent généralement sur le but qu'il faut atteindre, ils ont varié à l'infini sur les moyens d'y parvenir.

Les méthodes curatives que l'on a préconisées contre le fléau de l'Inde sont vraiment innombrables. Nous donnerons un aperçu succinct de celles qui nous paraissent les plus remarquables, et nous nous étendrons plus longuement sur le traitement que nous croyons préférable.

Toutes ces méthodes peuvent être rapportées à quatre chefs principaux :

1° Traitement stimulant perturbateur,

2° Traitements spécifiques,

3° Traitement antiphlogistique,

4° Traitement stimulant général.

Traitement stimulant perturbateur.

Les bases de ce traitement consistent dans les substances purgatives, vomitives ou astringentes, administrées dans le but de changer le caractère des évacuations, soit de les supprimer, soit d'imprimer à l'économie une secousse salutaire, qui modifie la direction vicieuse des puissances vitales. C'est pour remplir ces vues, que l'on donna la rhubarbe et ses préparations, l'huile de croton tiglium, divers sels purgatifs, l'ipécacuanha, le tartre stibié comme vomitifs, l'acétate de plomb, et d'autres astringents, tels que la ratanhia, le carbonate de magnésie, le sous-nitrate de bismuth, etc.

Les émétiques n'ont pas eu le résultat qu'on pouvait attendre ; seulement, au début de la maladie ils ont produit quelques effets.

Les vomissements, d'abord plus intenses, ont insensiblement diminué, en même temps que la réaction s'est établie. A une période plus avancée, les vomitifs n'exercent plus sur l'estomac leur action habituelle. Des doses assez fortes de tartre stibié ou d'ipécacuanha, ingérées pendant l'adynamie, n'ont modifié les vomissements ni pour le mode, ni pour l'intervalle qui les sépare. La substance médicamenteuse elle-même est bientôt entraînée par le flot du liquide, sans avoir fait ni bien ni mal. J'ai donné à des cholériques algides, avec commencement de cyanose, de fortes doses d'ipécacuanha ; les vomissements ne sont pas devenus plus fréquents ; ils ont, au contraire, diminué de fréquence et d'intensité à mesure que l'adynamie faisait des progrès, et ils se sont taris complétement plusieurs heures avant la mort. Si l'on n'a égard qu'à l'indication thérapeutique qui décide l'emploi des émétiques, elle est très-loin d'être concluante ; les émétiques n'attaquent qu'un symptôme, qui est le vomissement. Ce symptôme, quoique important, n'est cependant pas capital dans le choléra ; l'attaque peut être grave sans qu'il se montre, et les accidents ne s'amendent pas toujours lorsqu'il vient à cesser ; sans doute, quand ces évacuations sont opinâtres, elles tourmentent beaucoup le malade, et il serait avantageux d'intervertir le caractère de ces liquides floconneux, rendus en abondance. Mais en cherchant à interrompre une sécrétion vicieuse, que l'on attribue à l'estomac, ne l'expose-t-on pas aussi à la voir augmenter sous l'influence de l'émétique ? si l'on espère déterminer l'écoulement de la bile, s'est-on assuré si la bile se sécrète dans la période de collapsus ? On a lieu de croire qu'il en est autrement, et que le foie est frappé d'atonie aussi bien que les autres viscères. En effet, les selles bilieuses sont le fruit de la réaction ; et lorsque ce phénomène s'observe accidentellement avant le réveil des organes, il n'est d'aucune valeur.

On peut appliquer aux purgatifs et autres drastiques, par lesquels on s'efforce d'obtenir des effets analogues, ce que nous venons de dire des émétiques : ces substances perturbatrices ont eu du succès, employées dès l'invasion de la maladie sur un sujet bilieux ou atteint d'embarras gastrique ; dans tout autre stade du choléra-morbus, leur action est trop incertaine pour qu'on y ait recours. D'ailleurs ces remèdes jouissent, outre leur vertu émétique et purgative, d'une action stimulante très-marquée, et il n'est pas aisé, dans les cas de réussite, de faire la part exacte de ces deux propriétés, surtout quand on considère que la réaction précède toujours la suppression salutaire des vomissements et des selles.

Quant à l'ébranlement que l'on veut inspirer au système nerveux, au moyen de ces agents, nous rappellerons que, durant le collapsus, le tube digestif est à peu près insensible, et que ce n'est que graduellement que les substances les plus énergiques y ramènent la vie et l'irritabilité. Et si le mal est encore à son début, pourquoi ne pas se fier à une médication moins chanceuse et plus rationnelle?

Les lavements astringents, et surtout le ratanhia, furent beaucoup employés. Ils n'ont eu aucune prise sur un intestin frappé d'atonie; il n'en est pas de même lorsque la diarrhée persiste après que l'économie s'est relevée.

Traitements spécifiques.

Nous comprenons sous ce titre des méthodes thérapeutiques très-diverses, basées sur une ressemblance plus ou moins parfaite des symptômes cholériques avec ceux d'autres maladies, soit sur des exemples d'immunité attribués à l'action de certaines substances, soit sur des indications particulières tirées de l'une ou de l'autre fonction, soit enfin sur des données purement empiriques.

Mercure. Les médecins de l'Inde emploient beaucoup les préparations mercurielles. Ils donnent la préférence au calomel uni à l'opium; ils administrent en même temps le mercure en friction et jusqu'à salivation. Le Dr J. Cytler, médecin au service du Bengale, rapporte neuf cas de choléra traité par le mercure : huit sont guéris, un seul a succombé; chez quatre, il y a eu salivation.

Il faut remarquer que les médecins indiens secondent ce traitement par d'autres excitants pris à l'intérieur, tels que le madère, la teinture d'opium, la bière, l'éther, etc.

En France, on a essayé également le mercure, mais seulement en frictions; on avait cru voir que les ouvriers travaillant le mercure restaient à l'abri du fléau.

Une ½ once d'onguent mercuriel était donnée en friction toutes les deux heures. Ce traitement, tout à fait empirique et basé sur des observations qu'on ne vérifia point, fut bientôt abandonné sans retour.

Quinquina. Quelques médecins, frappés de la ressemblance que présente l'ensemble des symptômes du choléra avec ceux des fièvres pernicieuses, opposèrent au fléau asiatique les médicaments appropriés à ces dernières maladies. Voici comment ce traitement était mis en usage dans le service d'Alibert, pendant l'épidémie de 1832. On faisait prendre au malade, dès son entrée, des pilules de sulfate de quinine, à doses progressivement décroissantes, et à une heure d'intervalle. Le plus souvent, l'action de ce sel était secondé par une décoction de quinquina, donnée par cuillerées, toutes les demi-heures. Le malade buvait en même temps de la limonade citrique ou tartrique. On lui administrait par jour deux lavements de quinquina, avec addition de 0,05 grammes de camphre; des sinapismes et des corps chauds étaient appliqués aux extrémités.

Alibert ne s'était pas tenu exclusivement à cette méthode; nous ne pourrions juger de son efficacité d'après les relevés de son service.

Je dois ajouter ici que, pendant l'épidémie de 1849, j'ai, pendant la période typhoïde du choléra, employé très-souvent le sulfate de quinine à l'intérieur, et la décoction de quinquina en lavement, et que, dans le plus grand nombre des cas, ces préparations m'ont donné des résultats des plus satisfaisants.

Pendant l'épidémie de 1832, j'ai souvent vu employer les préparations de quinquina avec succès, et je me suis basé sur les observations que j'avais faites à cette époque pour en faire l'application dans ma pratique.

Insufflation. D'autres fixèrent leur attention sur cette pénible asphyxie qui suffoque les cholériques; ils crurent que l'insufflation d'un air riche en oxygène devait rétablir l'hématose. Ils firent choix du gaz protoxyde d'azote; voici de quelle manière je l'ai vu administrer en 1832 : on prend une vessie de la capacité de plusieurs pintes, garnie d'un robinet auquel est adapté un tube élastique. Lorsque la vessie est distendue par le gaz, on place ce tube par l'une des narines, et on a soin de tenir closes la bouche et la narine opposée ; on ouvre le robinet, et on presse doucement la vessie. Quand une certaine quantité de gaz est introduite, on ferme le robinet, et on laisse respirer le malade ; on réitère l'opération jusqu'à ce que la vessie soit vide.

Ces tentatives n'ont eu en général qu'un succès passager. Et, en effet, l'air que respirent les cholériques n'est pas privé d'oxygène, et il pénètre assez profondément le tissu des poumons. C'est l'action vitale des organes respiratoires qui est en défaut; cette action, le gaz protoxyde d'azote n'a pu la réveiller.

Pendant l'épidémie de 1832, j'étais élève en pharmacie dans une petite ville du département de la Marne, où le choléra fit de grands ravages, et j'ai pu déjà faire beaucoup d'observations dans les ambulances où j'étais constamment, et m'assurer que les insufflations n'avaient produit aucun résultat satisfaisant, et, au contraire, avaient quelquefois été très-nuisibles aux malades.

Cautérisations sur l'épine. Les cautérisations sur l'épine furent aussi essayées sans succès par les médecins qui placent le siége de la maladie dans le système nerveux rachidien.

Galvanisations. On essaya aussi l'électro-puncture, mais sans aucun résultat.

L'application d'un courant galvanique aux organes récemment morts a donné lieu à une foule de phénomènes intéressnts. Il résulte de la puissante influence du fluide galvanique, qu'il offre un excellent moyen de rétablir la circulation chez les individus asphyxiés : ces propriétés ont fait espérer, et ont déterminé des médecins à les appliquer aux cas de choléra dit asphyxique ou foudroyant qui se présentaient dans leur pratique ; mais ce fut sans résultat, et cela s'explique par la nature du terrible fléau qu'ils avaient à combattre.

Quelquefois les crampes et les vomissements se sont arrêtés d'une manière presque immédiate, après la galvanisation; mais ces symptômes ont reparu quelques heures après, et il fallait de nouvelles séances de galvanisation pour en faire justice. Ce moyen, tout à fait impuissant, a dû être abandonné pour faire place à un traitement plus certain.

Charbon végétal. On avait fait la remarque en Angleterre, puis en France, que les ouvriers travaillant au charbon étaient préservés de la maladie..

C'est probablement par ses propriétés antiseptiques qu'agit le charbon végétal. Toutefois ce n'est pas un préservatif auquel on puisse se fier; car des essais nombreux ont été faits, et les résultats ont été très-peu satisfaisants.

Des médecins se sont attachés à rendre au sang ses parties constituantes; ils ont cherché, par trois voies différentes, à atteindre ce but.

La première consiste à déposer dans le tube digestif des principes de diverses substances salines; par la deuxième, on introduit directement dans les veines une composition analogue au sérum, et par la dernière, c'est du sang même qui est transfusé dans les vaisseaux des cholériques.

Préparations salines. Un traitement désigné sous le nom de méthode Stevens consiste à donner à l'intérieur la composition suivante:

℞ Bicarbonas sodæ............ 12 grammes.
 Hydrochloras sodæ......... 2 —
 Hydrochloras potassæ....... 2,50 centigr.
 Aqua stillata.............. 310 grammes.

F. s. a.

Le malade peut prendre pendant le traitement jusqu'à 20 pintes de ce liquide ; la même préparation lui est injectée dans le rectum, où l'on compose le lavement de sel de cuisine. Quelques médecins ont eu assez de confiance dans cette méthode pour s'y tenir exclusivement ; elle paraît très-rationnelle. Les particules aqueuses et salines du remède, reportées dans le torrent circulatoire, sont destinées à réparer les pertes du sang. Cependant, en l'envisageant de plus près, on voit que ce traitement n'est que simplement empirique. En effet, il n'est pas prouvé que, pendant la période adynamique, l'absorption reste assez active pour s'emparer de ces substances médicamenteuses. M. Magendie a démontré qu'elle est presque nulle. D'un autre côté, le sang se recompose dès que la réaction est rétablie par quelque moyen qu'elle ait été obtenue, et sans qu'aucune particule saline ait été observée.

Les essais qui ont été faits de cette solution ne nous ont pas prouvé qu'elle ait sur d'autres stimulants un avantage réel ; on peut lui reprocher d'être nauséeuse et de répugner beaucoup aux malades.

Injection. On a tenté de recomposer immédiatement le sang des cholériques, en injectant dans leurs veines un sérum factice, formé des mêmes sels que le sang a perdus ; les médecins anglais furent grands partisans de cette méthode. Le liquide à injecter se composait de

Hydrochloras sodæ.......... 120 grammes.
Sub-carbonas sodæ.......... 40 —
Aqua stillata.............. 2,500 —

On injecte 2,500 à 3,000 grammes de cette solution dans une veine du bras en 30 minutes à peu près.

Des vomissements violents suivent souvent l'injection ; le préservatif de cet accident paraît être 10 à 15 gouttes d'une solution d'hydrochlorate de morphine dans chaque injection de 3,500 à 5,000 grammes. Des médecins ajoutèrent de l'albumine, de petites quantités d'eau-de-vie et de laudanum, à la solution pour injection. On se servit aussi du sérum véritable, mais sans succès.

Pendant l'épidémie de 1832, M. Lizars, professeur à Édimbourg, écrivait à Delpech qu'il avait essayé l'injection sur 30 cholériques. Chez tous, le remède avait réussi momentanément. Il ne donne pas le nombre de ceux qui échappèrent. M. Gervod, à Islington, a fait l'injection sur 7 malades, 4 sont guéris. Le Dr J. Adair-Laurie, médecin de l'hôpital de Glasgow, fut moins heureux : sur 26 opérés, 22 sont morts. Le Dr Thomas Wheatherill, médecin à Liverpool, parvint à rétablir un malade désespéré, en lui injectant 15,000 grammes de préparation saline en sept opérations et en treize heures.

Nul remède, dit M. Christison, ne présente un effet immédiat plus frappant. Un individu qui est étendu, sans pouls, presque sans voix, la peau froide et plissée, présentera, au bout de trente à quarante minutes, un bon pouls, une respiration chaude, une joue colorée, et un œil ouvert et vivant, et de plus, il commence à parler et à rire avec ceux qui l'entourent et le soignent.

L'auteur avoue toutefois que le remède n'est pas à l'abri d'inconvénients graves.

En France, M. Magendie fit *une seule tentative* de ce genre ; elle fut sans succès.

Transfusion du sang. Aucun moyen n'a été oublié dans le choléra-morbus. La transfusion même du sang a été mise en usage : M. Scoutetten, en rapporte des exemples. On injecta dans la veine médiane d'un vieillard de soixante ans, attaqué de choléra cyanique, 75 grammes de sang en trois fois. La circulation fut ranimée pour cinq minutes, et la mort eut lieu, sans trouble violent, deux heures après l'opération. Deux autres sujets, sur lesquels on pratiqua également la transfusion, moururent l'un au bout de cinq minutes, l'autre après l'opération.

Traitement homœopathique.

Le choléra-morbus eut aussi son traitement homœopathique. On commence par faire dissoudre 4 grammes de camphre dans 200 grammes d'alcool, et on en donne 2 goûttes dans une cuillerée d'eau froide ; il est très-rare que l'on soit obligé d'aller au delà de la douzième dose. On neutralise ensuite l'effet du camphre par des millièmes parties de grains de *veratrum album*, *cuprum*, *metallicum phosphorus*, *ipecacuanha*, *camomilla vulg.*, etc. (*Annales de la médecine physiologique*, 1832.)

Traitement stimulant général.

Le choléra-morbus réclame la médecine agissante ; mais de quel côté se dirigera notre action? Nous ne pouvons attaquer l'élément morbifique lui-même ; il est inconnu dans son essence, et il ne se manifeste à nous que par les ravages qu'il exerce sur l'organisme. C'est donc sur la nature seule que nous fixerons notre attention.

Étudier les obstacles qui s'opposent au jeu des fonctions ; suivre pas à pas les efforts auxquels la nature se livre pour les surmonter ; seconder ces efforts, quand ils sont trop faibles ; les provoquer, quand ils n'ont pas lieu ; les contenir dans de justes bornes, lorsqu'ils tendent à dépasser le but : telle est la règle de conduite qui doit guider le médecin dans la thérapeutique du choléra-morbus.

L'indication thérapeutique est toujours formelle dans le choléra-morbus. Les fonctions sont plongées dans l'adynamie, il faut les en tirer ; mais l'atonie n'est pas bornée à une fonction, elle s'étend sur l'économie entière ; et, dans l'impossibilité de stimuler directement chaque organe en particulier, il faut nécessairement agir sur celui qui entretient avec les autres des sympathies plus nombreuses, plus facilement ressenties. Ce ne peut être que l'estomac. Je sais que cette conclusion n'est pas exactement rigoureuse. Le système nerveux est universellement répandu, et, de plus, est le siége probable de la maladie ; ce serait donc sur lui qu'il faudrait agir, si nous avions un stimulant direct :

La célérité avec laquelle l'adynamie envahit l'organisme nous fournit une autre indication, qui est celle de choisir un stimulant dont l'action soit prompte et étendue ; le moindre instant que nous perdons peut compromettre le succès de la cure et les jours du malade.

Ainsi le caractère fondamental du choléra-morbus de l'Inde, son action prompte et profonde, nous conduisent à des indications bien précises : stimuler l'estomac et faire choix d'un agent dont l'action puisse promptement s'étendre.

Stimulants internes. — Quelles substances appellerons-nous à remplir ces trois indications ?

Pour être autorisé à agir, il faut surtout que le remède épargne au malade un danger plus grand. Les stimulants diffusibles, tels que l'éther sulfurique, le laudanum liquide de Sydenham, l'acétate d'ammoniaque liquide, la liqueur anodine d'Hoffmann, les vins spiritueux, le thé additionné de quelques cuillerées de rhum ou de bonne eau-de-vie, répondent parfaitement aux vues qu'il s'agit de remplir. L'action de ces substances se porte rapidement sur le système nerveux, et de là dans tout l'organisme. Nous avons donné la préférence à l'éther et au laudanum, non pas que nous leur accordions une vertu plus spéciale, mais, les ayant employés dès l'abord, nous nous en sommes assez bien trouvé pour en faire la base d'un traitement.

Une potion composée de :

Aqua menthæ piperitæ.......... 60 grammes.
Melissæ simpl................. 60 —
Ether sulf....................
Laud. liq. Sydenham........... } āā 2 à 4 grammes.
Syrup. flor. aurantii......... 30 grammes.

F. s. a.

a produit, dans le plus grand nombre de cas, de bons résultats.

Comme le rapprochement de son administration constitue, à proprement parler, sa plus grande énergie, elle peut s'appliquer à toutes les périodes du mal ; elle n'est point trop forte pour les antécédents les moins graves, et elle l'est assez pour l'adynamie la plus profonde. Son action est prompte, on peut la surveiller de près ; la suspendre, dès que la réaction l'exige, et les effets en sont presque aussitôt dissipés.

Les stimulants fixes sont loin d'avoir les mêmes avantages. Les différents vins administrés contre le choléra sont très-propres à ranimer les organes, surtout quand on les combine avec quelque stimulant diffusible, comme l'éther, la teinture de canelle, l'alcool, etc. Les vins toniques exercent une stimulation trop violente dans les attaques légères, et la réaction qu'ils déterminent dans les atteintes plus sérieuses amène des accidents qu'on ne parvient pas toujours à maîtriser ; le bordeaux est surtout dans ce dernier cas. Nous avons vu très-souvent des malades dans une position des plus graves et dont nous ne pouvions plus nous rendre maître, par suite de l'administration en trop grande quantité de vins chauds sucrés ou de thé additionné d'eau-de-vie ou de rhum. La réaction obtenue par ces moyens était presque toujours à un point tel, que nous eussions préféré les symptômes les plus sérieux du choléra-morbus, car, à cette réaction trop brusque et trop forte, succédait presque toujours un état typhoïde des plus dangereux.

Mais la pratique civile et celle des hôpitaux sont soumises à des conditions qui doivent modifier la thérapeutique. Dans la pratique civile, où les malades implorent à temps les secours de l'art, on aurait tort de commencer la cure par une stimulation très-énergique qui n'était peut-être pas nécessaire et qui ne restera pas sans danger.

En général, toutes les fois que l'état du malade n'exige pas des secours extrêmes, il y a avantage à stimuler graduellement. Cependant ne nous fions pas à l'apparente bénignité des symptômes. Dès que l'existence du choléra nous est prouvée, ne nous arrêtons pas aux moyens simples et ordinaires ; stimulons, mais proportionnons la stimulation à la gravité du cas. Il n'y a souvent dans le choléra qu'un seul moment opportun, et l'on perd un malade que l'on croyait sauver, pour avoir laissé échapper cet instant propice.

Dans les hôpitaux, où les malades arrivent fréquemment dans un état complet d'adynamie, la stimulation doit être plus forte et plus prompte ; il n'y a pas une minute à perdre : le malade est froid, il va succomber, il faut le réchauffer à tout prix ; c'est ici que conviennent les potions énergiques, les vins diversement préparés et combinés avec les stimulants diffusibles ; la réaction sera difficile à contenir, mais l'état du malade était désespéré. Cette médication très-énergique convient aussi dans la pratique civile dans des circonstances identiques. Les lavements émolliens et laudanisés secondent efficacement ces moyens principaux.

On a beaucoup parlé du danger de l'opium relativement à la réaction ; des faits nombreux prouvent que, administré sous la forme stimulante, cette substance n'exerce pas sur l'organisme une action narcotique bien marquée, tant que le collapsus persiste. Le laudanum liquide de Sydenham est, au contraire, un des stimulants diffusibles les plus propres à réveiller les fonctions ; il a produit de bons effets, toutes les fois qu'on a eu soin d'en modérer les doses ou d'y renoncer entièrement à mesure que les organes ont repris leur vitalité.

La crainte que l'opium inspire à quelques médecins provient sans doute de ce que le coma est toujours regardé par eux comme un indice de narcotisme, ou d'une impulsion outrée du sang vers le cerveau.

Dès que la réaction s'annonce, il est prudent d'abandonner l'opium, mais il serait dangereux d'interrompre immédiatement toute stimulation.

On diminue graduellement la force de la médication, et on ne s'abstient de soutenir les organes que lorsque le réveil de la nature est bien confirmé. Rien n'est plus dangereux que de laisser tomber

la réaction ; cependant il est bon d'observer que la vitalité de l'estomac tend alors à l'exalter, ce qui exige quelque circonspection dans
l'emploi des stimulants qu'on juge encore nécessaires.

L'acétate d'ammoniaque a eu du succès dans cette période de la
maladie ; son action sur les reins et sur la peau justifie en quelque
sorte la préférence qu'on lui a donnée ; on le prescrit à dose de
quelques gros, jusqu'à une once, suivant le cas.

Il est bien entendu que le tempérament du sujet, ses privations
antérieures, la cause occasionnelle, le degré de l'adynamie, commandent certaines modifications pour la forme et la force des stimulants.

Dans le fléau de l'Inde, il importe surtout de pouvoir agir avec
aplomb et célérité, et de ne jamais perdre la mesure de son action.

Il arrive que quand on a affaire à un individu gravement atteint,
on change le traitement, s'il ne produit pas immédiatement l'effet
attendu, et on le remplace par un autre diamétralement opposé.

L'expérience prouve que cette pratique est rarement couronnée
de succès. Dès que l'on a commencé par une méthode éprouvée sur
un grand nombre de malades, il vaut mieux y persévérer.

Renforcez les stimulants, rapprochez-en les doses, mais ne les
abandonnez pas.

Je n'étends pas ce précepte à des cas exceptionnels, ni à la réaction ; une fois que celle-ci existe, la forme de la maladie peut varier ;
il doit en être de même pour nos agents thérapeutiques. Remarquons
bien, toutefois, qu'ici nous n'avons plus affaire à l'élément morbifique proprement dit, nous combattons les antécédents qu'il laisse à
sa suite. Ces accidents sont infinis pour la forme et tiennent les uns
à la violence même de l'attaque, les autres à la médication mise en
usage ; observons encore que l'organisme tend déjà ici à reprendre
sa sensibilité, ses propriétés vitales habituelles, ce qui rend aux
médicaments leur action accoutumée. Alors nous pouvons opposer
aux accidents nerveux les calmants et les antispasmodiques ; aux
symptômes réellement inflammatoires, les déplétions sanguines ; les

stomachiques et les corroborants à la faiblesse et à l'atonie, etc. ; mais essayez ces moyens avant la réaction, vous n'en obtiendrez aucun effet spécial.

Réchauffants et stimulants externes. — Quelque urgente que parût l'indication de réchauffer le corps glacé des cholériques, quelque empressement qu'on ait mis à la remplir de mille manières différentes, on s'est bientôt convaincu que tous les agents externes ne sauraient produire qu'une chaleur physique, quand la stimulation interne reste sans succès. Il s'ensuit que les topiques ne peuvent être considérés que comme des auxiliaires capables de seconder, d'entretenir et de régulariser l'action des remèdes administrés à l'intérieur.

Leur choix n'est pas indifférent, il est soumis à quelques règles qu'on ne doit pas perdre de vue. Il convient que ces moyens soient simples, que leur exécution soit à la portée des personnes les moins exercées, qu'ils n'exigent pas un grand concours de monde, et qu'on les ait toujours sous la main. Ils ne peuvent pas entraver l'administration des moyens principaux. Il importe que leur appareil ne soit pas trop effrayant ni pour le malade ni pour ceux qui l'entourent. Enfin ils sont essentiellement vicieux, s'ils sont trop fatigants pour le cholérique, et par conséquent capables de dissiper la dernière partie des forces qui lui restent. L'organisme est profondément abattu dans le choléra-morbus ; il faut aviser à tous les moyens possibles pour le relever; mais n'oublions pas qu'une pratique inconsidérée peut dissiper sans retour la dernière étincelle de la vie qu'il importe si fort de ménager ; ce n'est jamais par secousses que la vitalité revient dans l'asphyxie, la congélation, son retour est toujours insensible et gradué.

Ces considérations nous guideront dans le coup d'œil rapide que nous allons jeter sur les excitants externes tour à tour proposés.

Bains de vapeurs. La vapeur produit une forte chaleur, mais son développement exige un appareil et des bras qui ne sont pas toujours à portée ; les différents gaz qu'elle dégage gènent souvent la respiration ; son emploi exclue l'application de moyens plus permanents, tels que cataplasmes, sinapismes, etc.

Bains, affusions d'eau froide. Le bain peut convenir dans le début. A toute autre époque, le déplacement fatigue trop le malade pour qu'il ne lui devienne pas funeste. Pendant l'épidémie de 1832, des médecins ont dit s'être bien trouvés des affusions d'eau froide ; je ne les ai pas vu employer, et n'ai pas osé en faire l'essai moi-même pendant le choléra de 1849.

Frictions. Dans tous les pays on a eu recours aux frictions dès l'invasion du mal. Aucun agent externe ne semblait mieux indiqué pour entretenir la chaleur et la circulation dans les capillaires de la peau, et pour diminuer l'intensité des crampes. Cependant le dévouement de ceux qui se consacrèrent à ce pénible service n'eut pas tout le succès qu'ils avaient droit d'en espérer. Les avantages furent, à mon avis, contre-balancés par des inconvénients assez graves.

Pour bien frictionner les membres, il faut les découvrir, et la chaleur s'échappe à mesure qu'on la produit. Si l'on frictionne sous les couvertures, l'inconvénient est moindre, et cependant l'agitation permanente de l'air s'oppose encore à un réchauffement complet. Ce moyen, pour avoir du succès, ne peut être interrompu, à moins qu'on ne le remplace immédiatement par d'autres excitants, et on sent combien cette action continue devient pénible et pour le patient, et pour ceux qui en sont chargés. Les frictions ne sont d'ailleurs qu'un moyen illusoire contre la violence des crampes.

Les sinapismes, les vésicants, n'agissent qu'autant que la peau a conservé ou repris quelque vitalité ; c'est assez dire qu'il ne faut rien en attendre aussi longtemps que l'atonie est évidente. C'est à ce titre de révulsif qu'ils sont surtout efficaces, et c'est sous ce rapport que ceux dont l'action est permanente conviennent mieux que ceux qui n'ont qu'un effet passager.

Les sinapismes aux extrémités supérieures et inférieures appellent le sang dans les membres et en préviennent le transport vers les viscères centraux. On n'y renonce que lorsque la circulation est entièrement établie.

Les vésicatoires sont efficaces contre les crampes et les vomissements opiniâtres ; ils conviennent partout où le spasme persiste après la réaction. Ils sont, selon moi, encore très-utiles et parfaitement indiqués dans la terminaison typhoïde.

L'expérience ne l'a que trop prouvé ; les topiques, quels qu'ils soient, ne produisent un effet marqué qu'autant que la vitalité des capillaires ne soit pas évanouie. Si la peau est frappée d'atonie, les réchauffants, les excitants externes, ne sont plus que des pièces d'attente qui concourent à l'action du moment où les remèdes internes seront ressentis.

Voilà pourquoi les moyens les plus simples atteignent ce but plus facilement que ceux plus compliqués que nous venons de passer en revue. Si les cruchons d'eau bouillante, les sachets de sable ou de cendre, les fers ou les briques chauffés, les cataplasmes, les vésicatoires, ne raniment pas votre malade, c'est un signe que la stimulation interne, qui seule sauve le cholérique, reste sans effet, et que l'adynamie est irrémédiable. La médecine est aux limites de son empire.

Boissons. On attache à la boisson des cholériques une importance que l'événement est loin de justifier : je donne, en général, les boissons chaudes, aromatiques, comme pouvant contribuer à la réaction.

Lorsque les vomissements sont très-fréquents, ils deviennent fâcheux, moins comme symptômes aggravants, que parce qu'ils entraînent coup sur coup la potion stimulante. Il faut alors, quoi qu'il en coûte au malade, ne lui permettre que de petites gorgées de liquides à de longs intervalles, et n'espérer la fin de cet état de choses que de la persévérance avec laquelle on donnera les stimulants,

Entraîné par l'exemple d'un grand nombre de médecins, j'ai, dans les premiers jours de l'épidémie de 1849, employé souvent la glace contre les vomissements opiniâtres; mais j'ai dû renoncer à ce moyen dont l'efficacité m'a paru très-contestable, et qui devait au contraire, dans beaucoup de cas, retarder la réaction malgré les efforts les plus énergiques pour y parvenir.

Ce moyen, je le répète, je l'ai complétement abandonné, parce que son emploi m'a paru dangereux, parce qu'il demandait une grande expérience, et surtout une surveillance de tous les instants.

Quant à nous personnellement, les médicaments qui nous ont rendu les plus grands services sont : 1° le sous-nitrate de bismuth que nous avons employé à la dose de 1 à 10 grammes, et le plus souvent avec succès; 2° l'ipécacuanha à dose vomitive, si la diarrhée augmentait et s'accompagnait de nausées; 3° enfin l'acétate d'ammoniaque, l'éther sulfurique associés, à la dose de 4 à 8 grammes dans une potion de 200 grammes, pendant les vomissements, la diarrhée et les crampes, et surtout si le refroidissement augmentait. Nous avons vu sous l'influence de cette médication, dont on aidait l'action par des frictions et par des bouteilles d'eau chaude, etc. etc., la réaction s'établir, même lorsque le pouls avait presque entièrement disparu.

Quelques médecins ont accordé une grande attention à des symptômes particuliers du choléra-mo r bus:tels sont surtout la diarrhée, les crampes et les vomissements. Il faut distinguer ces symptômes suivant qu'ils accompagnent le collapsus, ou qu'ils continuent, lorsque déjà les fonctions ont recouvré leur énergie. Dans le premier cas, on a vainement tenté de leur opposer des remèdes spéciaux. Les lavements laudanisés, le ratanhia, l'acétate de plomb, ne tarissent pas les selles, tant que le corps est froid; les crampes demeurent rebelles aux frictions, aux antispasmodiques; et l'action des anti-émétiques est nulle sur les vomissements. Le vrai moyen qui les dompte, c'est la réaction.

S'ils persistent après que la chaleur est revenue, on les combat

efficacement par l'opium et les astringents, les révulsifs et les vésicatoires, les anodins ou la saignée.

Toutefois, ne le perdons pas de vue, aussi longtemps que ces
symptômes persistent, la réaction n'est pas régularisée. C'est elle
qui doit attirer toute notre attention ; gardons-nous de la détourner
en faveur des symptômes, qui, je le répète, ne constituent pas la
gravité du mal.

Déplétions sanguines. Rien n'est plus difficile, et plus important à
la fois, que de déterminer, dans le choléra-morbus, l'instant opportun où la saignée et les sangsues sont nécessaires. C'est, je dois l'a-
vouer, un des moyens dont l'emploi m'a toujours le plus embar-
rassé, et surtout donné le plus d'inquiétude.

Dans les prodromes, lorsqu'il y a vertige, pesanteur de tête, en-
gourdissement des membres, que l'on a affaire à un individu san-
guin, nullement affaibli par les privations, la saignée peut dissiper
les accidents. Il ne faut pas se tromper sur l'effet de cette saignée ;
elle n'est pas débilitante ; elle obvie à la stase du sang, et rend
aux organes la souplesse et l'énergie. La saignée est encore indiquée
chez les individus qui, soumis longtemps à la misère et aux fatigues,
reçoivent tout à coup une nourriture abondante, et se condamnent
au repos.

La saignée convient encore dans le début, toutes les fois que c'est
une cause irritante interne qui a déterminé l'invasion.

On s'aidera, pour distinguer cette espèce de début, d'abord de
la circonstance commémorative, ensuite de l'état du pouls qui est
petit, mais serré et fébrile, de la douleur que la pression détermine
à l'épigastre, de l'injection de la conjonctive, de la rougeur de la
langue, et enfin on notera que les vomissements existent le plus
souvent seuls et sont toujours pénibles.

La saignée produit encore de bons effets, lorsque l'invasion se
signale par des spasmes violents, et que l'individu est d'ailleurs ro-

buste. Une fois la période d'invasion passée ; une fois que la faiblesse ou la disparition du pouls, l'atonie et le froid de la peau, la prostration des forces, ne laissent plus le moindre doute sur le caractère adynamique des symptômes, le temps de la saignée est passé ; il ne reviendra plus qu'à la réaction.

Ainsi l'existence de l'adynamie contre-indique la saignée. Ce précepte ne s'étend pas seulement à la généralité des cas ; il est encore applicable à ceux dont nous venons de parler, et qui auraient requis une déplétion dans le début. Si le médecin n'a pas été appelé à temps, ou s'il a laissé passer le moment opportun de faire une saignée, il ne saurait, sans danger pour le malade, recourir à cette opération, quand la prostration est évidente. Et, en effet, quelle que soit l'affection, inflammatoire ou autre, qui a précédé ou déterminé l'invasion de l'épidémie, et qui coexiste avec elle, l'expérience apprend que le choléra, quand il parvient à s'établir, prend le dessus, domine et la fait disparaître momentanément.

Ainsi, lorsqu'il y a complication inflammatoire, et que le médecin a négligé de saigner dès l'invasion, tout ce qu'il peut faire dans l'intérêt de son malade, durant la période adynamique, c'est de ménager la susceptibilité de l'estomac et d'insister davantage sur les excitants externes. La réaction lui rendra peut-être l'instant favorable pour combattre l'affection, qui est devenue secondaire. Il ne faut cependant pas se faire illusion ; ces sortes de choléra ont le plus souvent une tendance typhoïde, qui les rend rebelles à toutes les ressources de l'art.

Il s'en faut que la réaction nous offre constamment un excès de force à réprimer. Cet excès est souvent trompeur ; et dans l'impossibilité de motiver une action, le médecin prudent doit, dans bien des cas, se tenir sur la réserve.

On ne saurait tracer des signes infaillibles auxquels on reconnaisse toujours l'exubérance de la circulation, et cet instant décisif où il faut enfreindre l'élan des organes, qu'on a eu tant de peine à exciter. Sans doute, l'état comateux profond, qui s'accompagne de délire et d'agitation, avec un pouls fort, tendu, et battements des artères temporales, l'injection de la face et des yeux, l'oppression à l'épigastre et à la poitrine, sont les indices que l'on doit regarder comme les plus positifs; mais ces indices même peuvent induire en erreur.

Il y a évidemment, à la suite de la réaction, deux cours bien opposés. Le premier est presque inséparable du réveil de la circulation, il n'est pas incompatible avec un retour vers la santé; il indique une réaction encore imparfaite, et s'évanouit à mesure que celle-ci fait des progrès. L'autre est le retour d'un excès de force de la part du cœur; il compromet les jours du malade, si l'art ne parvient pas à le maîtriser, et malheureusement ces deux états, qu'il importe si fort de distinguer, offrent des symptômes analogues, qui mettent en défaut le tact le plus exercé. Si, au moment où la réaction s'établit, ou peu de temps après, votre malade tombe dans l'hébétude et l'indifférence; s'il y a somnolence, avec léger délire; si le décubitus sur le dos est permanent, sans agitation des membres; si la respiration n'est pas notablement gênée, et que les urines n'ont coulé qu'en petite quantité, ne croyez pas à une réaction outrée, alors même que la face serait rouge et le pouls développé; gardez-vous de tirer du sang; demeurez presque dans l'inaction, si vous n'osez continuer à stimuler légèrement.

Si, au contraire, la réaction a été grande pendant plusieurs heures, que la sueur et les urines ont coulé abondamment; si le malade, qui s'était d'abord réjoui du retour de ses forces, se plaint d'un malaise insensiblement croissant; s'il accuse de la douleur à l'épigastre; si la chaleur devient mordicante et que la transpiration s'arrête; si la face est animée, les lèvres sèches, les yeux rouges, vifs ou larmoyants; la langue aride et la soif ardente; si la respiration, de plus en plus pénible, devient stertoreuse et sublime; si, au sentiment de bien-être antérieur, succède une insensibilité profonde, un coma léthargique ou plus souvent le délire et l'agitation continue, la congestion est imminente; il faut agir.

Faut-il immédiatement recourir à la saignée générale? Nous aimons mieux commencer par les révulsifs. En effet, c'est bien plus souvent par une direction vicieuse que par un excès réel que la circulation pèche chez les cholériques. Dans le but de la régulariser, on peut essayer d'abord de forts sinapismes aux pieds et aux mains, aux avant-bras et aux jambes, des vésicatoires aux cuisses et aux mollets, au creux de l'estomac et sur la poitrine, etc. Si ces dérivatifs restent sans effets, on appliquera des sangsues à l'épigastre, à la poitrine, à l'anus, rarement à la tête. Si les sangsues produisent du mieux, on en réitère l'application, ou on a recours à la saignée.

Telle nous semble la marche la plus rationnelle; elle n'obtient pas toujours du succès, mais nous pouvons affirmer que, pendant l'épidémie de 1849, nous avons, avec les moyens que nous venons d'exposer, été assez heureux pour sauver d'une mort certaine les trois cinquièmes des cas graves de choléra-morbus que nous avons eus à soigner. Dans le choléra-morbus, comme dans les typhus graves, tout dépend du moment opportun, qu'il faut saisir quand il se présente.

Je viens de passer en revue les principaux moyens préconisés dans le traitement du choléra-morbus; maintenant, comment doiton en apprécier la valeur d'une manière générale? J'ai fait voir, à l'occasion de chacun d'eux en particulier, que les observations d'après lesquelles on les avait vantés ne pouvaient, par des motifs très-divers, entraîner la conviction, et qu'aussitôt que ce médicament passait en des mains étrangères, il perdait cette efficacité qui avait paru incontestable à son inventeur. La conclusion inévitable de cette revue me paraît être qu'il n'y a jusqu'à présent aucun remède qu'on puisse regarder comme véritablement curatif du choléra-morbus. D'après ces considérations, on pourra penser que j'aurais dû passer sous silence un bon nombre des moyens cités plus haut; mais comme il fallait en déterminer la valeur avec connaissance de cause, et surtout comme plusieurs d'entre eux n'ont point été expérimentés aussi bien qu'ils auraient pu l'être, j'ai pensé, et tout le monde pensera sans doute, qu'il était utile de les exposer avec quelques détails. Maintenant nous allons passer aux divers traitements qui nous ont surtout réussi pendant l'épidémie de 1849.

RÉSUMÉ.

Nous résumons ainsi le traitement stimulant général que nous venons d'exposer dans ses détails.

Traitement des prodromes.

Les prodromes variant à l'infini, et pour la forme et pour l'enchaînement qui les lie à une invasion prochaine, on ne saurait indiquer les moyens spéciaux qu'ils réclament. Soustraire l'individu aux causes déterminantes les plus généralement connues, et rassurer son moral, sont les indications les plus urgentes à remplir.

Si l'individu est robuste, et que le pouls a de la tension, une saignée fait grand bien. Si c'est à la suite d'un écart de régime que les prodromes ont éclaté, on aura recours soit à la saignée générale, soit aux déplétions locales à l'épigastre.

Dans la plupart des cas, il suffit de prescrire la diète, le repos et quelque léger calmant; d'autres fois il faut rendre l'alimentation plus tonique. Quelques verres d'un vin généreux sont très-propres à apaiser les terreurs paniques, et à rappeler dans les esprits inquiets la gaieté et la confiance.

Toutes les fois que nous avons été assez heureux pour être appelé, assez à temps, près de personnes ne présentant que quelques-uns des symptômes dont nous venons de parler, nous avons presque toujours vu céder ces symptômes, qui se seraient aggravés, en retirant les malades du milieu épidémique sous l'influence duquel ils étaient, en les obligeant surtout à changer immédiatement de résidence.

Traitement du choléra confirmé.

Du moment où l'invasion n'est plus douteuse, où la diarrhée est caractéristique, la conduite du médecin devient différente. Le malade sera immédiatement mis au lit; on étendra sous lui un drap plié en double, disposé de manière à pouvoir être renouvelé facilement; des cruchons de grès, remplis d'eau bouillante, en nombre variable, seront placés de chaque côté de la poitrine, aux reins, entre les cuisses et aux pieds.

Lorsque le malade s'agite beaucoup, il est bon de l'envelopper dans une première couverture, qui tienne en respect les réchauffants externes, sans intercepter les évacuations; le nombre de couvertures, indépendamment de cette première, ne sera pas trop considérable : elles sont destinées moins à réchauffer qu'à retenir la chaleur; trop nombreuses, elles incommodent par leur poids et gênent la respiration. Les extrémités supérieures sont maintenues couvertes.

Une personne, uniquement occupée à surveiller les mouvements du malade et à lui donner à temps opportun ses boissons et ses remèdes, restera constamment auprès de son lit.

La chambre doit être vaste et bien aérée. Un courant d'air, qui s'établit sans agir sur le malade, est une disposition favorable. La température ne sera pas trop élevée.

Si la diarrhée existe seule, on couvre l'abdomen d'un cataplasme de farine de lin, arrosé de laudanum; on prescrit une potion gommeuse laudanisée (20 à 30 gouttes), à prendre par cuillerées, toutes les heures. L'eau de riz, de gruau, une tisane de grande consoude gommée, préparée à froid; les infusions de tilleul, de camomille romaine ou de menthe, constituent la boisson du malade.

Ces moyens, aidés du régime, font bientôt évanouir les sym-

ptômes. Lorsqu'ils persistent, on rend la potion plus stimulante;
soit :

Aqua menthæ stillat.	60 grammes.	
— melissæ simpl..............	60	—
Laud. liq. Sydenham.............	1 à 2	—
Syrup. c. ethere.................	30	
F. s. a.		

une potion que l'on donnera par cuillerées à bouche.

On administrera en même temps des quarts de lavement, additionnés de 10 à 15 gouttes de laudanum de Sydenham.

Continuation de la boisson et du régime.

Quand la diarrhée reste rebelle à ce traitement, il s'y joint ordinairement d'autres symptômes plus graves, et qui réclament une
médication plus énergique.

Lorsque le malade est en proie aux déjections alvines, aux vomissements et aux crampes, lorsque les extrémités sont froides et
que la cyanose est imminente, on recouvre l'abdomen d'un large
cataplasme ; de forts sinapismes sont appliqués aux mains et aux
extrémités inférieures, et souvent renouvelés.

On prescrit une potion stimulante, que l'on donne par cuillerées, toutes les heures ou plus souvent, suivant la gravité du cas. Lavements laudanisés. Pour boissons, les infusions aromatiques.

Si, en dépit de ces moyens, les symptômes ne s'amendent pas
ou continuent de faire des progrès, on augmente la force et rapproche la dose du stimulant dont on a fait choix et dont on a éprouvé
l'efficacité.

Des vésicatoires camphrés seront appliqués à la partie interne des
cuisses, et un surtout à l'épigastre.

Lorsque, à la faveur de cette méthode, on parvient à amener la
réaction, que l'on distingue à la force du pouls, à la chaleur du
corps et à la moiteur de la peau; lorsqu'on voit les selles, plus consistantes, se colorer en jaune brun, et qu'on leur reconnaît une

odeur stercoraire; lorsque insensiblement les urines viennent à couler, on affaiblit les stimulants, mais on ne les abandonne pas tout à fait.

On renonce à l'opium et à ses préparations, que l'on remplace par l'acétate d'ammoniaque liquide, à la dose de 1 à 15 grammes, selon l'état et la constitution du malade.

Traitement de la réaction.

Si la réaction se maintient et se confirme, après plusieurs heures, on cesse de stimuler, et on se borne à surveiller le développement des fonctions; néanmoins les sinapismes sont conservés sur les extrémités inférieures. On peut prescrire le sirop d'écorces d'orange, une limonade légère ou toute autre boisson rafraîchissante.

Si la réaction s'est faite régulièrement, la cure est terminée, et l'on n'a plus qu'à satisfaire avec prudence à la faim qui se déclare.

Il n'en est pas de même quand la réaction devient excessive, ou qu'elle se complique de symptômes typhoïdes.

Alors commence pour le médecin une tâche plus pénible et plus rarement couronnée de succès. Je dois avouer franchement que ce moment était pour moi le plus cruel et le plus difficile. Malgré les observations que j'ai recueillies pendant les épidémies de 1832 et de 1849, j'ai eu encore toutes les peines du monde pour bien saisir l'instant où la réaction cesse d'être normale. S'il est dangereux de ne pas la contenir lorsqu'elle tend à dépasser les bornes, il est sans contredit plus dangereux encore de réprimer inconsidérément l'impulsion salutaire donnée aux organes.

Nous avons essayé d'indiquer les signes qui peuvent faciliter le diagnostic, si difficile en pareil cas.

Du moment où l'on a constaté un excès de forces dans les contractions du cœur, on doit chercher à le combattre. Les mains, les avant-bras, les pieds et une partie des jambes, seront de nouveau enveloppés de forts sinapismes; des sangsues seront appliquées à l'épigastre, à l'anus, et réitérées suivant le cas; une saignée sera faite, si la gravité des symptômes l'exige; des compresses froides ou de la glace seront appliquées sur la tête, et on donnera des tisanes froides pour boisson.

Si ces agents restent inefficaces, la mort survient bientôt, ou les symptômes typhoïdes apparaissent. Les moyens indiqués pour la réaction excessive conviennent encore dans cette circonstance. On insistera surtout sur les vésicatoires posés aux extrémités et à d'autres endroits du corps; on ne donnera au malade qu'une boisson acidulée. Pour le reste, le médecin se tiendra dans l'attente des événements.

Tel est le traitement simple et facile qui nous a réussi dans le plus grand nombre des cas que nous avons traités, et au moyen duquel nous avons été assez heureux pour arracher à une mort certaine le plus grand nombre des cas très-graves de choléra-morbus asiatique pour lesquels nous avons été appelé.

Nous ne pouvons quitter ce chapitre, le plus important, sans recommander expressément :

1° D'apporter la plus grande persévérance dans la médication réclamée par la position de leurs malades, car, en persistant à m'en occuper jusqu'au dernier moment, j'ai été assez heureux pour en sauver de positions dont je désespérais, et pour lesquelles j'avais porté le pronostic le plus grave; de les voir souvent, et, si c'est possible, de trois en trois heures, afin de suivre pas à pas les symptômes, qui, chez les cholériques, changent et peuvent s'aggraver de minute en minute;

2° De bien s'assurer si leurs prescriptions ont été exactement suivies, et surtout exécutées avec intelligence, car là est le point capital et la base principale sur laquelle repose le salut du malade.

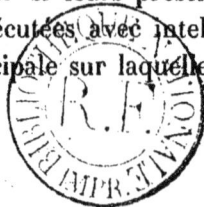

Traitement de la convalescence.

Lorsque l'attaque du choléra a été légère, l'observation des règles hygiéniques les plus simples suffit pour prévenir la rechute.

Le malade passe pour ainsi dire, sans intermédiaire, d'un état toujours dangereux, à une santé parfaite. Nous en avons vu reprendre immédiatement leurs travaux et leur régime habituel. Cependant la prudence commande quelque réserve, quel que soit d'ailleurs le peu d'intensité des symptômes. Les précautions sont toujours bien indiquées à la suite d'une maladie si insidieuse.

Le convalescent évitera avec soin de s'exposer aux causes générales dont l'influence est constatée ; il redoublera d'attention à l'égard de celles qu'il soupçonne d'avoir déterminé l'invasion chez lui. Il surveillera son alimentation, et écartera de ses repas les mets qui demandent à l'estomac un travail pénible. Dans le choix des mets légers qu'il se permettra, il doit consulter la sensibilité du tube digestif ; elle est d'autant plus exaltée, que la dépression a été plus forte et plus longue. Des bouillons maigres, de l'eau rougie par de bon vin, conviennent dans les premiers temps ; la limonade citrique est une boisson qu'il prendra avec goût. Insensiblement on augmente la dose des premiers aliments, on y ajoute quelque légume léger, non flatulent, et de petites quantités de viandes blanches.

La bière, le cidre, et les boissons autres que le vin, seront écartés jusqu'au parfait rétablissement.

Ce régime doit être secondé par un exercice modéré, à l'air libre. Les promenades à pied ou en voiture sont très-propres à rendre les forces.

Lorsque l'atteinte a été plus profonde, le délabrement de l'économie exige encore le secours de la thérapeutique. Chez les individus d'une santé délicate, avant l'invasion, la bouche reste souvent pâteuse et l'estomac indolent ; les toniques et surtout le vin de quinquina et le vin de Bordeaux seront donnés avec avantage.

La convalescence la plus laborieuse et la plus difficile à conduire est celle qui suit le choléra compliqué d'affection inflammatoire du tube digestif.

On la reconnaît à ce que l'organisme ne se relève pas, quand les symptômes cholériques ont entièrement disparu. Le pouls devient fébrile, la langue reste sèche et la soif assez vive. Si le malade prend quelque aliment, en apparence avec appétit, il se plaint immédiatement de pesanteur à l'épigastre et d'un malaise général ; souvent le vomissement a lieu après le repas, et la région de l'estomac devient douloureuse. L'individu ne trouve point ce sommeil réparateur, bienfait de la convalescence normale. La diète, le repos, les sangsues à l'épigastre, remédieront à cet état fâcheux. Le retour des forces sera tardif.

Le convalescent éprouve quelquefois de la difficulté à uriner. Les boissons rafraîchissantes et diurétiques, la décoction de lin, l'esprit de Mindererus, dissiperont ces symptômes. Si la rétention d'urine était complète, il faudrait recourir à la sonde.

La constipation a fréquemment lieu à la suite du choléra. Durant les premiers jours, on n'y fera aucune attention ; si cet état de choses se prolonge, des lavements émollients sont les seuls moyens qu'on lui opposera ; les purgatifs surtout seront proscrits. Le plus léger laxatif peut rappeler les accidents cholériques.

On ne saurait trop recommander aux convalescents combien il y va de leur intérêt de s'en tenir strictement aux préceptes de l'art. Dans le choléra-morbus, on ne s'en écarte jamais impunément.

Je dois signaler la longueur des convalescences ; la difficulté d'alimenter les malades, dont l'estomac reste longtemps réfractaire. Mais au moins, lorsque j'ai pu amener les malades jusque-là, je me suis trouvé dans les conditions ordinaires de la pathologie et de la thérapeutique.

*Résumé du traitement qui nous a donné les meilleurs résultats pendant
l'épidémie de 1849.*

Choléra-morbus sporadique :

1° Eau de riz ou grande consoude gommée pour boisson.

2° Huitièmes de lavement d'eau de graine de lin, et additionnés
de 0,50 à 2 grammes de laudanum de Sydenham.

3° Frictions sur l'abdomen avec le liniment suivant :

> Huile d'amandes douces........ 60 grammes.
> Laudanum Syd............... 10 —

F. s. a. un liniment.

4° Recouvrir ensuite le ventre de cataplasmes de farine de lin,
arrosés de 25 à 30 gouttes de laudanum.

Si la constitution du malade le permet et si l'état du pouls l'exige :

5° Émissions sanguines.

6° Repos et diète.

7° Les jours suivants, prescrire un régime doux et léger.

Dans un cas de choléra commençant avec simples déjections alvines, nausées, faiblesse, et crampes légères :

1° Pour boisson, infusion de menthe et mélisse édulcorée avec le
sirop de fleurs d'oranger.

2° Huitièmes de lavement laudanisés.

3° Frictions sèches sur les membres avec une flanelle chaude.

4° Prendre par cuillerées à bouche la potion suivante :

> Infusion de tilleul............ 100   grammes.
> Éther sulfurique............. 1 à 2 —
> Alcoolat de mélisse composé.... 5 à 15 —
> Sirop thébaïque 30   —

F. s a.

5° Sous-nitrate de bismuth, à la dose de 4 à 20 grammes dans les 24 heures.

6° Entourer le malade de couvertures, briques chauffées ou bouteilles d'eau chaude.

Dans un cas de refroidissement notable avec vomissements violents, déjections alvines abondantes et crampes fréquentes :

1° Pour boisson, légère décoction de ratanhia sucrée avec le sirop de coings ; thé bien léger et additionné de quelques cuillerées de rhum ou de bonne eau-de-vie.

2° Potion comme la précédente. Remplacer le sirop thébaïque par le sirop de gomme, et y ajouter 1 à 2 grammes de laudanum de Sydenham.

3° Lavements laudanisés administrés plus ou moins souvent selon l'état du malade, et si un lavement était rejeté, immédiatement en donner un autre de suite.

4° Promener des sinapismes sur les extrémités et même à la base du sternum, si l'on ne préfère y appliquer un large vésicatoire.

5° Couvertures, briques chauffées, bouteilles d'eau chaude, etc.

6° Frictions sur toutes les parties du corps avec une flanelle imprégnée du liniment suivant :

Eau-de-vie................	250	grammes.
Vinaigre fort...............	125	—
Farine de moutarde..........	15	—
Camphre..................	8	—
Poivre noir pulvérisé........	8	—
Gousse d'ail pilée...........	1	—

F. s. a.

7° Le sous-nitrate de bismuth et les autres moyens comme ci-dessus.

Dans un cas d'insensibilité complète du pouls, ou dans la période dite asphyxique :

1° Pour boisson, punch chaud.

2° Frictions irritantes, vésicatoires, sinapismes.

3° Potion comme la précédente, mais donnée plus fréquemment.

4° Acétate d'ammoniaque.

Insister sur tous ces moyens et voir le malade le plus souvent possible.

Dans la période de réaction :

1° Boissons émollientes.

2° Émissions sanguines plus ou moins répétées.

3° Glace, compresses froides sur la tête, si les symptômes cérébraux sont violents.

4° Diète sévère si la fièvre est intense, et quelques bouillons seulement si elle est très-légère. Lorsque la convalescence est franche, revenir promptement au régime habituel.

5° Dans les terminaisons typhoïdes, les préparations de quinquina, et surtout le sulfate de quinine en lavements, nous ont très-souvent rendu les plus grands services.

MODE DE PROPAGATION DU CHOLÉRA-MORBUS.

C'est une chose bien digne des méditations du médecin, que ces éternelles disputes sur la contagion et la non-contagion des maladies qui attaquent une population nombreuse. Rien ne sera plus susceptible d'une démonstration directe que le mode de propagation d'un mal qui multiplie ses victimes sous nos yeux, et nous montre, en quelque sorte, sa marche à découvert. Aussi ces faits abondent-ils dans les écrits publiés en tout temps pour ou contre le caractère contagieux de certaines épidémies; et néanmoins chacun, ingénieux à soutenir son opinion, parvient à éluder l'évidence des preuves de ses antagonistes, qui, à leur tour, savent se soustraire à la masse de faits qui paraissait devoir les accabler.

Et d'où naissent tant de dissidences à l'égard de faits entièrement positifs, et sur la valeur desquels il ne devrait y avoir qu'une voix ? Elles proviennent de la nature même de ces faits, qui, trèspalpables du moment où ils sont mis en évidence, s'entourent néanmoins de ténèbres qu'il est difficile de dissiper. Des intérêts étrangers, opposés même à ceux de la science, viennent encore les obscurcir, et empêcher qu'ils ne nous apparaissent dans toute leur lucidité. Pour éviter toute dispute de mots dans une question aussi intéressante que difficile, nous commençons par dire ce que nous entendons par contagieux et épidémique.

Le mot contagieux est pour nous le synonyme de transmissible, communicable. Nous définissons la maladie contagieuse : une affection susceptible de se transmettre d'un individu malade à un individu sain, soit médiatement, soit immédiatement.

Nous prenons l'épithète épidémique dans sa signification la plus large, c'est-à-dire que nous l'attachons indistinctement à tout mal qui sévit à la fois sur un grand nombre d'individus, que sa cause tienne à l'atmosphère, aux localités, ou à un agent spécifique. Néanmoins, ainsi que l'usage l'a consacré, nous emploierons quelquefois le mot épidémique dans une signification plus restreinte pour désigner une influence atmosphérique.

Le choléra-morbus est-il dû à l'influence des causes locales ? Le germe de cette maladie réside-t-il dans l'atmosphère ? Le fléau de l'Inde a-t-il été importé ? se transmet-il par contagion ? Telles sont les questions que nous allons nous efforcer de résoudre.

Le choléra-morbus est-il dû à l'action de causes locales ?

L'épidémie éclate partout, au milieu de conditions d'insalubrité assez identiques; la malpropreté des personnes et des choses, l'alimentation vicieuse, la misère, les excès d'humidité des habitations, semblent guider ses premiers pas. Quelques médecins n'ont pas cru devoir placer ailleurs que dans l'action de ces causes l'origine d'une

épidémie aussi désastreuse. L'influence des localités n'est pas douteuse, envisagée comme une cause occasionnelle de la maladie ; mais
elle perd tout son poids, dès l'instant qu'on veut la transformer en
cause première du fléau.

Dans sa course capricieuse, le choléra-morbus se joue de toutes
les hypothèses, déconcerte toutes les prévisions, renverse impitoya-
blement toutes les théories. Il entre brutalement dans une ville
saine ; il dédaigne les habitations humides, sales et boueuses ; décime
un hameau bien situé, et semble oublier tous les cloaques où l'on
pouvait supposer qu'il aurait ample moisson à faire. C'est un fait
cent fois constaté, qu'il s'est abattu sur les plateaux les plus élevés,
les plus secs, les mieux ventilés, les mieux famés pour leur salubrité, après avoir passé avec mépris à côté des localités dans les
conditions hygiéniques les plus défavorables.

Si le choléra s'abat de préférence sur les endroits malpropres,
bas et humides, il y moissonne d'abord les indigents et ceux qui
commettent des excès ; il se montre aussi dans les maisons vastes et
bien aérées, il n'épargne ni le riche ni l'homme sobre et réservé
dans toutes ses actions. Nous ne refusons à aucun de ces agents la
funeste prérogative d'engendrer des épidémies souvent très-meurtrières.

Mais les circonstances à la faveur desquelles ils acquièrent cette
extension peu commune ne sont pas inconnues. Ainsi l'encombrement dans un camp, un navire, un hôpital ; l'alimentation dans
un temps de disette, pendant un siége ; le campement de troupes sur
des terrains humides et marécageux, le creusement de canaux, peuvent engendrer des maladies qui s'étendent épidémiquement.

Avouons-le, les causes locales ne sauraient seules engendrer le
choléra-morbus ; elles ne sont que des occasions plus ou moins
favorables, à l'aide desquelles l'élément morbifique poursuit ses
ravages ; mais leur concours n'est pas même toujours indispensable
à son développement.

On objectera à ce que nous venons de dire des localités, qu'une cause très-ordinaire peut acquérir, par l'effet d'une influence inconnue, une action qu'elle n'avait pas auparavant. Il est vrai que nous ne saurions apprécier toutes les modifications des corps qui nous entourent. Cependant nos suppositions à cet égard doivent avoir des bornes; on ne peut les admettre pour expliquer d'autres faits, que du moment où elles ont été avouées par l'état actuel de la science.

Nous ne connaissons aujourd'hui d'autre agent susceptible de produire de semblables effets que l'air atmosphérique, dont nous allons nous occuper.

L'élément cholérique réside-t-il dans l'atmosphère?

L'hyppothèse d'une viciation de l'air atmosphérique, soit dans ses parties constituantes, soit par le fluide électrique qu'il recèle, mérite plus d'attention; nous l'examinerons dans tous ses détails. Grand nombre d'épidémies n'ont pas eu d'autre origine qu'une altération de l'air; cette altération nous est presque toujours inconnue de sa nature, nous ne la constatons que par ses effets.

Lorsqu'une maladie revêt constamment la forme épidémique sous l'influence de telle constitution de l'air, et redevient sporadique ou cesse entièrement, du moment où cette constitution est remplacée par une autre, nous disons que l'épidémie est due aux variations atmosphériques; et cette opinion n'en reste pas moins fondée, quoique nous ignorions et la nature de ces changements, et l'action spéciale qu'ils exercent sur l'organisme. Ainsi, ne le perdons pas de vue, si la science manque de moyens pour apprécier les modifications de l'atmosphère, son impuissance n'a pas rapport à la réalité du fait en lui-même, mais bien à l'explication qu'on pourrait en donner; nous assurons que la chose a lieu, c'est le pourquoi qui nous échappe.

Voyons actuellement quelle analogie présente le cours du choléra-morbus avec celui des épidémies qui ont l'air pour véhicule, voyons aussi en quels points il en diffère. Dans plusieurs localités, l'apparition du choléra-morbus a été précédée, pendant plusieurs mois, de dérangements insolites des fonctions digestives; grand nombre de

14

personnes se plaignaient d'inappétence, de torpeur de l'estomac, de pesanteur à l'épigastre, de coliques, de flatuosités, etc. Pendant le règne de la maladie, les mêmes phénomènes apparurent plus intenses et souvent accompagnés de diarrhée chez une foule d'individus qui cependant ne furent pas atteints par le fléau.

Ces observations semblent militer en faveur d'un vice atmosphérique. Elles s'expliquent très-bien en supposant que l'air altéré, récélant l'élément cholérique, planait déjà sur nous dès les premiers mois des années 1832 et 1849. Il ne s'est d'abord signalé que par des dyspepsies et des coliques ; dans les mois suivants, sa force s'est accrue et il a commencé à faire des victimes.

Quand l'existence du mal indien ne fut plus douteuse en France, on remarqua habituellement des coliques, des diarrhées, qui, sans offrir précisément le cachet du choléra, n'en étaient pas moins de nature à inspirer des inquiétudes. Ces phénomènes dénotent-ils ici une atmosphère altérée, modifiant, à des degrés variables, toutes les constitutions soumises à son action? Nous ferons observer que les mêmes causes morales qui rendent raison de ces symptômes avant l'invasion du fléau n'avaient point disparu, qu'elles existaient même à un degré plus intense. L'un apprenait la mort d'un ami, d'un parent ; un autre voyait passer la fatale civière ; celui-ci avait le choléra à côté de sa porte ; un quatrième trouvait à peine le temps de prendre ses repas ; joignez à cela qu'insensiblement nous atteignions la saison où les affections bilieuses sont, chez nous, les plus fréquentes. Je ne prétends toutefois pas nier qu'ici un grand nombre de ces affections ne fussent réellement dues au principe cholérique, mais il ne saurait s'ensuivre que ce principe résidât nécessairement dans l'air.

Un élément morbifique, quelle que soit sa source, ne développe pas sur tous ceux qu'il atteint toute la série de ses symptômes ; il ne fait qu'effleurer cette organisation qui lui résiste, et déploie sur telle autre son énergie entière. Nous aurons occasion de revenir bientôt sur ce point.

Dans quelques villes, le choléra a éclaté soudainement en plusieurs endroits opposés, signalant son début par un grand nombre d'atteints et de victimes. Ne faut-il pas ici admettre une cause générale capable d'agir sur tous les points à la fois, et qui ne peut être que l'air atmosphérique ? Nous nous contenterons de remarquer pour le moment que cette espèce d'invasion a été très-rare ; nous chercherons ailleurs à expliquer le fait, sans recourir à un air modifié dans ses parties constituantes.

Le choléra-morbus suit une certaine gradation dans son cours ; il a évidemment une période d'accroissement, d'apogée et de déclin. A Paris surtout, il a bien marqué ses trois stades, qui ont été constatés par les statistiques les plus rigoureuses.

Cette disposition, inhérente à toutes les épidémies, a été invoquée en faveur d'une origine atmosphérique. Cependant le fait est loin d'être concluant ; il perd même de sa valeur, du moment où l'on vient à considérer que les contagions n'ont pas une autre marche. La peste de Marseille a eu trois périodes distinctes ; elle les a parcourues en 4 mois. Il en fut de même de la fièvre jaune partout où elle a régné. Pour peu qu'on y réfléchisse, non-seulement on s'explique le fait, mais on demeure convaincu qu'il ne saurait se passer autrement.

Pour qu'une maladie contagieuse se propage, il faut deux choses principales : une température favorable et des individus prédisposés. En effet, la contagion ne sévit pas dans tous les temps, n'a pas prise sur tout le monde. Le plus souvent, la chaleur est nécessaire au plein développement d'une affection transmissible ; aussi voyons-nous dans nos climats tempérés, la plupart des maux spécifiques éclater et prendre de l'accroissement à la fin du printemps, dominer dans toute leur vigueur pendant les chaleurs de l'été, décliner en automne et finir aux approches de l'hiver. La nécessité d'une prédisposition quelconque de la part des atteints favorise encore ce cours gradué. On ne saurait nier que la constitution n'est pas apte à contracter un mal contagieux, lors même que l'individu s'y expose sans précaution. Il s'ensuit que le nombre de personnes offrant la prédisposition est toujours plus ou moins limité, quoique fort grand; or, au moment où la maladie commence à sévir, elle doit s'étendre rapidement à un grand nombre d'individus, à moins qu'on ne prenne des précautions suffisantes. C'est la période d'accroissement.

Le nombre des premières victimes, étant déduit du total des prédisposés, rend ensuite les atteintes moins fréquentes; la maladie semble rester stationnaire; elle est à son apogée. Enfin, les prédispositions devenant de plus en plus rares, ou les circonstances favorisant de moins en moins les progrès de la contagion, les cas deviennent de moins en moins multipliés; la maladie décline et s'éteint.

Ainsi cette gradation, à laquelle le choléra-morbus s'astreint dans sa marche, n'établit pas nécessairement une cause atmosphérique, elle serait également propre à la maladie, si elle était de nature contagieuse. Cette tendance du choléra-morbus à se dessiner par périodes contribue à expliquer un autre fait que l'on cite à l'appui de l'origine atmosphérique que l'on assigne à la maladie. A une époque donnée, les atteintes sont, en général, plus graves et plus promptement funestes. D'après ce que nous venons de dire de la nécessité d'une prédisposition et d'une température propice; c'est durant la période d'accroissement et de station, que les attaques doivent être les plus fatales, c'est vers le déclin qu'elles le sont moins. Ce qui prouve à l'évidence que les attaques peu sérieuses que le choléra livre sur son déclin ne tiennent pas à l'affaiblissement de sa cause agissante, mais à la modification des causes adjuvantes, nécessaires à son action; c'est que, du moment où ces conditions se trouvent de nouveau réunies, il frappe avec la même vigueur et tue avec la même vitesse.

Jusqu'ici nous n'avons examiné que les faits qui présentent au moins avec le génie épidémique quelque analogie, passons à ceux qui lui sont directement contraires.

Ce qui frappe d'abord celui qui parcourt l'histoire du choléra-morbus, ce sont ses longues années de règne, et la suite innombrable de pays qu'il a successivement visités. Ces caractères sont tellement décisifs qu'ils semblent, à eux seuls, exclure toute supposition d'origine locale ou atmosphérique. En effet, il est sans exemple qu'une véritable épidémie ait servi pendant plusieurs années dans les climats les plus divers et sous les températures les plus opposées, sans se laisser modifier en rien dans sa forme primitive. Cette remarque n'a pas échappé aux médecins. « Tout ce qu'on peut dire du choléra, dit M. Chomel, c'est qu'il diffère des autres maladies épidémiques, en ce que jamais on n'a vu des maladies épidémiques se propager d'une manière si étendue. »

« En rejetant la contagion, dit Broussais, on admet une épidémie voyageuse ; mais qu'est-ce qu'une épidémie indépendante de toute différence de saison, de vents, de température et de terrains ? »

Lorsqu'un mal épidémique s'étend à la faveur de l'atmosphère qui en recèle les principes, le mal éclate partout où l'air impur est charrié par les vents ; il est rare qu'il laisse intact des villages intermédiaires. Le choléra de l'Inde, au contraire, franchit des espaces de centaines de lieux, sans y imprimer aucune trace de son passage. « Qu'est-ce qu'une épidémie qui fait des enjambements, en laissant des points intacts dans sa propagation, quoique ces points aient été sous l'influence des mêmes météores.

Une fois qu'un air infect enveloppe une ville, tous les quartiers en subissent promptement l'influence délétère. On a cru donner une explication plus plausible, en disant que l'air s'est d'abord vicié dans une rue, et de là s'est étendu aux rues adjacentes. Il est des exemples d'infections d'abord limitées, et qui se sont ensuite propagées à d'autres quartiers. Mais, dans ces cas très-rares, l'altération de l'air n'était pas primitive ; elle dépendait des miasmes qui s'exhalaient de ce quartier, et qui, s'accumulant de plus en plus, ont successivement modifié les couches d'air les plus voisines.

Lorsqu'une épidémie engendrée par l'air attaque une grande

ville, elle se fait en même temps sentir aux villages voisins, dans un rayon plus ou moins limité ; il est rare surtout que les faubourgs n'y participent pas immédiatement. De pareils anomalies ont été fréquentes dans le cours du choléra-morbus.

Une maladie épidémique a un cours borné ; son règne ne compte communément qu'une saison, pendant laquelle elle parcourt ses trois périodes. Elle marche uniformément dans tous les endroits soumis à son action, c'est-à-dire que, quelle que soit l'époque à laquelle un village a été envahi, les cas y sont coordonnés à la période actuelle de la maladie : graves, si le mal est à son accroissement ou à son apogée ; légers et bénins, si l'épidémie est à sa période de décroissance. Le mal s'éteint partout à la même époque. Non-seulement le choléra-morbus se montre dans un endroit quand il est près de cesser dans un autre ; mais il déploie de nouveau toute son énergie, il recommence ses trois périodes, et se signale, en dernier lieu, par une mortalité plus forte que dans la ville ou le village voisin où il continue de s'éteindre.

Une épidémie, quelqu'intense qu'elle soit, se laisse plus ou moins modifier par les grandes commotions atmosphériques, telles que les tempêtes, le tonnerre, la pluie. etc. ; elle est dirigée dans son cours par les vents dominants ; les villes, les villages limitrophes, se ressentent les premiers de l'influence épidémique. Rien de tout cela n'est applicable au choléra de l'Inde.

Enfin une dernière propriété des épidémies, c'est d'imprimer quelques-uns de leurs caractères à toutes les maladies intercurrentes ; l'influence épidémique perce et domine partout, et cette particularité coïncide avec cette autre, que l'épidémie, quoique prenant constamment le dessus, confond néanmoins quelques-uns de ses symptômes avec ceux de l'affection préexistante. Ce fait, malgré l'assertion d'un grand nombre de médecins, s'est rarement vérifié pour le choléra-morbus. Il est vrai qu'on en a beaucoup parlé ; mais on n'a cité aucune observation décisive. Si le fait avait réellement eu lieu, nous aurions vu dans les hôpitaux civils, et surtout dans ceux

qui reçurent des cholériques; nous aurions vu, dis-je, les pneumo-
nies, les gastrites, les fièvres intermittentes, etc., offrir des symptômes extraordinaires dans leur marche et leur terminaison; nous
aurions au moins saisi quelques-uns des phénomènes de ces complications diverses. Combien alors n'aurait-on pas de reproches à
faire aux administrations d'avoir reçu, pendant les épidémies de
1832 et 1849, dans les hôpitaux civils et militaires, les malades
cholériques ou autres indistinctement, quand ce mélange pouvait
avoir des conséquences si funestes. Ce qui a probablement donné
lieu à l'opinion contraire, c'est que le choléra a enlevé plus de personnes antérieurement malades ou affaiblies par des excès, que
des individus parfaitement sains. L'état maladif constituait une prédisposition.

La mortalité du choléra-morbus ne suit pas les lois de la mortalité ordinaire; elle les fait varier. Ainsi le plus grand nombre de
décès cholériques ne porte pas sur les époques de la vie les plus
mortelles en d'autres temps; or, si le cours des maladies habituelles
eût été modifié et interverti par l'influence cholérique, une anomalie devrait s'observer dans les décès dépendant de ces affections.

Si les faits et le raisonnement s'accordent pour renverser totalement l'hypothèse d'une origine locale ou d'une viciation de l'air,
l'importation et la contagion comptent-elles plus de preuves en leur
faveur?

Pour quiconque a lu sans prévention les immenses travaux sur
cette partie, la réponse à cette question ne saurait être un instant
douteuse. Mais, par une contradiction qui a été funeste à bien des
pays, il semble que les documents les plus irréfragables deviennent
impuissants pour constater des faits qui se sont passés loin de nous;
il semble que la voix de la vérité n'a de poids que pour autant qu'elle
éclate à nos côtés. Laissons donc à part cette masse de preuves ac-
cumulées depuis longtemps, et restons dans le cadre que nous
nous sommes tracé.

Le choléra-morbus a-t-il été importé?

Si l'importation est facile à constater dans un pays, dans une ville plus ou moins isolée, dans une île, où les lois sanitaires peuvent s'exécuter dans toute leur étendue et dans toute leur rigueur, il n'en est pas de même pour nos villes commerçantes d'Europe. Chez nous, les vestiges d'une importation réelle pourraient aisément se perdre, à la faveur des communications nombreuses que nécessitent la politique et le négoce. Or si, au milieu des circonstances défavorables qui nous entourent, un petit nombre de faits viennent encore déposer hautement pour l'importation, leur valeur n'en sera-t-elle pas doublement accrue?

Les milliers d'observations rapportées par les hommes les plus éminents, à l'appui de la contagion, ne paraissent pas laisser le moindre doute que le choléra-morbus n'ait été importé dans les endroits cités; néanmoins on a cherché à leur donner une autre explication. Il peut se faire, a-t-on dit, qu'un individu qui a puisé le germe de la maladie dans un lieu en offre les symptômes précisément à l'époque où le choléra vient d'y éclater, et sans que pour cela il soit cause du développement du fléau. J'avoue que cette coïncidence fortuite puisse avoir lieu; mais lorsque ces hasards se répètent souvent, une semblable explication n'est plus admissible.

On objecte aux faits cités que la manière brusque dont le choléra a fait explosion en quelques villes, la grande mortalité qui a marqué son début, contredisent l'importation et la propagation successives. Les exemples d'irruptions très-meurtrières dès le début ont été rares; ce sont presque toujours des villes extrêmement peuplées, et où il fut impossible de prendre des mesures efficaces, qui les ont offerts. Le plus communément, le choléra a procédé d'une manière plus lente et plus graduée. D'ailleurs est-il facile, dans les villes telles que Paris, Vienne, Londres, d'arrêter la date précise où la maladie nouvelle y a fait sa première victime? Ne pourrait-on pas s'être trompé à cet égard?

Par qui, dira-t-on, le choléra fut-il importé dans tant d'autres pays, dans tant d'autres villes?

Lorsqu'un mal exotique, quel qu'il soit, fût-ce même la peste d'Orient, se glisse en Europe, il n'est jamais possible de spécifier le mode d'importation pour chaque village en particulier. L'importation est un fait qui ne saurait se démontrer dans chacun de ses détails, il suffit de l'avoir constaté dans quelques points, pour qu'il se généralise par sa nature même. D'ailleurs, si nous manquons de documents précis pour établir l'importation dans tous les lieux infectés, cela provient de ce que généralement on a accordé trop peu d'attention aux premiers événements, et de ce que tous les médecins n'ont pas publié les observations qu'ils ont faites sous ce rapport.

Qu'on ne croie pas que je cherche ici à éluder la difficulté par une supposition gratuite. Qu'on interroge scrupuleusement les faits qui paraissent les plus opposés à l'importation, et on y trouvera, sinon une démonstration évidente, au moins des probabilités assez fortes pour commander le doute.

J'aurais désiré donner, à l'appui de l'opinion que j'ai émise dans ce mémoire, les milliers d'observations constatant la contagion du choléra et toutes celles que j'ai recueillies dans ma pratique et que j'avais à ma disposition; mais elles sont trop connues aujourd'hui, et elles émanent en général d'hommes trop éminents, pour qu'il soit nécessaire de les rappeler dans ce travail, dont le cadre se trouve déjà trop étendu.

Le choléra est-il contagieux?

Cette question est une question de faits, et nous nous contenterons de citer quelques statistiques publiées après l'épidémie de 1832.

M. Paillard, dans son histoire du choléra-morbus qui a régné en France en 1832, a établi la nature contagieuse du choléra-morbus à Paris sur les documents les plus authentiques et les recherches les plus minutieuses; il cite grand nombre d'observations des plus concluantes; il suit le fléau dans chaque maison, indique le nombre

15

des victimes qu'il y fait, les rapports qui lient cette même maison avec les autres habitations infectées du voisinage.

Voici, par exemple, un résumé des remarques qu'il a faites pour les malades admis à l'Hôtel-Dieu, du 26 mars au 31 mai 1832 :

D'une seule maison, reçu............	13	malades.
D'une seule maison, reçu............	10	—
De 5 maisons, reçu de chaque....	9	—
De 3 — —	8	—
De 2 — —	7	—
De 7 — —	6	—
De 9 — —	5	—
De 14 — —	4	—
De 66 — —	3	—
De 220 — —	2	—

Il semblerait, au premier abord, que, à moins de décliner l'authenticité de pareils faits, il devient impossible de méconnaître le caractère contagieux du choléra-morbus asiatique.

Toutefois il n'en est pas ainsi : des faits de même nature se sont offerts à l'observation de tous les médecins ; aussi personne ne conteste leur réalité ; mais on varie sur leur véritable signification. Examinons quelques-unes des objections faites contre la contagion du fléau de l'Inde.

Première objection. De ce qu'une maladie sévit simultanément sur plusieurs individus placés dans des conditions vitales identiques, soumis à l'influence des mêmes causes, il ne s'ensuit pas que cette maladie se propage par contagion.

Cette objection tire sa principale force de l'hypothèse que les causes locales ou l'air atmosphérique sont aptes à engendrer l'épidémie. Nous avons fait voir ailleurs combien les faits la contredisent. Ainsi l'argument tombe de lui-même. Admettons néanmoins que les influences locales puissent propager le fléau ; dès lors il devient naturel qu'il s'étende partout où les conditions de malpropreté, de misère, d'excès, se trouvent réunies. Que le choléra-morbus enlève toute une famille, toute une rue, à laquelle cet état de choses est commun, il n'y a rien là qui établisse directement sa nature contagieuse. Mais peut-on admettre cette explication, lorsque la transmission a lieu entre des personnes qui ne cohabitent pas sous le même toit, que plusieurs rues séparent? Pourra-t-on l'admettre lorsque la propagation se fait dans des ménages aisés et sobres, et qui se trouvent en dehors de toutes les prédispositions, que nous savons être les plus efficaces?

Deuxième objection. Quand le choléra-morbus s'étend aux habitants d'une même maison, cette maison peut être considérée comme un foyer d'infection. La maladie se propage par infection et non par contagion.

Il suffit de s'entendre ici sur les mots pour voir que l'on est parfaitement d'accord sur le fond de cette question. Si l'on admet que les miasmes infectants ne proviennent ni de l'atmosphère, ni des localités, on devra reconnaître qu'ils ne sauraient s'exhaler que du corps ou des excrétions des cholériques. Or, c'est tout ce que nous pouvions chercher à établir.

En effet, les lois de cette contagion nous sont trop inconnues, pour que nous prétendions préciser les circonstances spéciales à l'aide desquelles elle s'exerce.

Le choléra-morbus se transmet d'un individu malade à un individu sain ; voilà ce que les faits nous apprennent; mais si cette communication a lieu par une infection préalable des hardes, des meubles, des chambres, des maisons, ou par des contacts directs, c'est ce que nous ne savons pas. Au reste, qui nous dira que c'est pour être resté longtemps avec un cholérique, plutôt que pour avoir respiré ses miasmes, manié ses effets, que nous contractons la maladie? N'est-il pas assez d'exemples où l'invasion fut le fruit d'une courte visite, faite même à un cholérique aisé?

Troisième objection. Dans toute contagion, les personnes qui ont avec les malades les rapports les plus fréquents et les plus directs, tels que les médecins, les desservants des hôpitaux, sont toujours moissonnés en proportion plus forte.

Cette objection est péremptoire; elle mérite la plus grande attention. Quand tout ce que nous avons vu jusqu'ici semble prouver l'origine exotique, l'importation et la contagion, comment se fait-il que les personnes qui par état, ou par humanité, soignent les cholériques, ne tombent pas les premières et en plus grand nombre?

Il est un fait irrécusable, c'est que le choléra-morbus déploie moins de fureurs dans nos climats tempérés que sous le ciel brûlant des contrées plus voisines de son berceau. A Péking, il fit périr un dixième de la population; à Mascate, ville riche de l'Arabie, il enleva le tiers des habitants; à Bassora, il fit périr 14,000 personnes en quinze jours.

En France, en 1832, il fut moins meurtrier. Le total du nombre de décès à Paris, à domicile et dans les hôpitaux, depuis le mois de mars jusqu'au mois de septembre, se monte à 16,572 sur une population de 753,987 habitants.

En 1849, le total des décès à Paris, à domicile et dans les hôpitaux, pendant le même laps de temps, se monte à 15,290 sur une population de 995,504 habitants.

Cette différence d'intensité est constatée non-seulement par les résultats, mais encore par la forme de la maladie.

L'invasion la plus fréquente aux Indes a lieu par des vomissements et des crampes atroces qui enlèvent l'individu en quelques heures, parfois en quelques minutes; d'où le proverbe indien : Vomir, c'est mourir. Chez nous, cette marche attérante a été moins commune, et les attaques furent généralement plus graduées.

A ce premier fait en est lié un autre, c'est que le choléra n'a pu exercer chez nous ses plus grands ravages qu'à la faveur de quelques causes d'insalubrité, qui compensaient ce que le climat lui offre de résistance. Ces éléments d'insalubrité, il les a trouvés dans la classe ouvrière, et c'est là aussi qu'on l'a vu plus particulièrement sévir.

Dans les chiffres des décès cités plus haut, on ne compte qu'un très-petit nombre de personnes aisées. Ce n'est pas que l'homme aisé ait été constamment à l'abri du fléau ; mais c'est que les atteintes graves ont été chez lui moins fréquentes ; que communément la maladie fut bornée à quelques déjections caractéristiques dont l'art triompha facilement, parce que, dès le début, des médecins furent appelés assez à temps pour s'en rendre maîtres.

Par une bizarrerie qui semble indifférente en elle-même, et qui néanmoins a beaucoup embrouillé la question, on a donné à l'affection ainsi limitée le nom de cholérine, la séparant du choléra. Or, qu'est-ce que c'est que cette prétendue cholérine, si ce n'est le vrai choléra-morbus asiatique, borné à une atteinte légère ? Peut-on en douter un moment, quand on sait que ces premiers symptômes, négligés, amènent au bout de quelques jours un choléra mortel ? Nous connaissons les circonstances qui rendent inévitable l'attaque mortelle, et nous n'admettrions pas que les circonstances opposées peuvent enlever au fléau une partie de sa gravité ? Tous les jours, nous distinguons la variole en bénigne et maligne, bien que le principe morbide soit identiquement le même, et nous ne voudrions voir le choléra que dans les individus cyanosés ? Ainsi, en réduisant les termes à leur juste valeur, nous trouverons que beaucoup de personnes qui sont censées avoir échappé à l'épidémie, parce qu'elles n'ont eu que des cholérines, en ont cependant été atteintes, parce que ces mêmes cholérines n'étaient autre chose que des choléras commençants.

J'ai acquis la certitude, pendant l'épidémie de 1849, que les cas les plus graves que j'ai soignés avaient débuté pendant les nuits ; que par suite de la négligence et défaut d'empressement des parents, pour me prévenir, j'arrivais souvent quand tous secours étaient presque inutiles, et que ces cas étaient devenus mortels, parce qu'on les avait laissés s'aggraver, par une perte de temps et par des soins

insuffisants ou mal entendus. Ces cholériques, je le répète, eussent
été sauvés (le plus grand nombre du moins), si des secours prompts
et bien ordonnés leur avaient été donnés.

Si la classe aisée a dû aux circonstances qui l'entourent une espèce
d'immunité, le médecin devait participer aux avantages de la frac-
tion sociale à laquelle il appartient. De plus, si l'on vient à considérer que parmi le petit nombre de décès dans la classe élevée, plusieurs furent occasionnés par des négligences, des écarts de régime,
un moral affecté, on conviendra que le médecin, fort déjà de sa
position, pouvait trouver dans sa prudence, sa réserve, sa fermeté,
des garanties proportionnées aux dangers qu'il courait.

En juin 1849, au moment où le choléra sévissait avec le plus de
force dans nos malheureux quartiers, j'avais déjà acquis la certitude
que le choléra était contagieux, et bien pénétré de cette conviction,
je prescrivais, mais toujours avec grands ménagements, aux personnes qui entouraient les malades, les plus grands soins hygiéniques, partout malheureusement trop négligés. A ma première
visite, je trouvais sur les lits des malades les produits des déjections, où, s'ils avaient pu être recueillis, les vases les contenant,
placés au hasard, dans la pièce même où était le cholérique, et où
parents et amis se trouvaient exposés aux émanations si dangereuses
de ces déjections. Je répète qu'il y avait là un grand danger et un
tort immense de laisser la population dans une sécurité que l'on
ne partageait pas, de ne pas veiller constamment à l'observation la
plus rigoureuse des soins hygiéniques qui devaient être suivis, et
enfin de laisser près des cholériques les personnes dont la présence
ne leur était pas indispensable.

Quand j'arrivais près des cholériques, mon premier soin était de
m'assurer de l'état du pouls, de la température des diverses parties
du corps de ces malheureux; mais, attachant la plus grande importance dans la conservation du peu de chaleur qu'ils pouvaient avoir
encore, je ne les touchais qu'avec un soin extrême, sans les déranger ni les découvrir, et en allant sous les draps et couvertures im-

prégnés de cette sueur froide dont ils était couverts; aussi combien de fois n'ai-je pas ressenti les premières atteintes du choléra! Un jour entre autres, je n'ai dû mon salut qu'à une âme des plus fortement trempée, et à la grande activité que j'ai déployée pendant tout le temps de l'épidémie.

Pendant le mois de juin, le jour du convoi de l'un de nos adjoints, M. Bizet, mort du choléra, je fus appelé à une heure du matin près d'un vieillard présentant tous les symptômes du choléra asiatique les plus graves; en rentrant chez moi, je ressentis un malaise extraordinaire. Accablé par vingt-deux heures de fatigues, je n'y fis pas attention et me couchai.

Il y avait trois heures environ que je reposais, lorsque, vers cinq heures, je me sentis réveillé par un malaise général et de légers frissons, auxquels succéda une anxiété précordiale, inexprimable. En proie à de vives soufrances, je m'agitais continuellement dans mon lit, et ne pouvais trouver aucune position qui pût me soulager; dans chaque mouvement respiratoire, les côtes seules se soulevaient, le diaphragme restait immobile, et il me semblait qu'un poids énorme comprimait ma poitrine.

En même temps, une diarrhée cholériforme se déclara et m'obligea, en moins de deux heures, à aller dix-sept fois à la garde-robe. A sept heures, des nausées commençaient à m'inquiéter, et certain que j'allais être pris d'une violente attaque de choléra, je me levai pour vaincre cet état, malgré le malaise général que j'éprouvais. Après avoir pris un potage gras et un verre de vin pur, je me mis en voiture, et, le plus vite possible, visitai mes malales les plus dangereusement atteints, afin de pouvoir assister au convoi de M. Bizet. A onze heures du matin, j'ai pris de nouveau un potage et un verre de vin pur, je me suis habillé, j'ai assisté à ce convoi, et me remis aussitôt en voiture pour continuer mes visites. Tous les symptômes que j'éprouvais s'étaient dissipés comme par enchantement, et je fus cinquante-deux heures sans avoir une seule garde-robe. Pendant longtemps j'ai été sous l'influence de l'épidémie, et j'ai la certitude que j'ai dû mon salut à cette énergie et à cette grande activité qui seules ont dissipé ces symptômes effrayants du choléra.

Malheureusement cette immunité des gens de l'art et des employés des hôpitaux ne fut pas aussi constante qu'on se plaît à l'avancer, et nous avons perdu un trop grand nombre de nos médecins pour que l'on puisse y croire plus longtemps.

A . Paris, le personnel actif des hôpitaux et hospices perdit, en 1832, 97 personnes, et en 1849, 147 pendant l'épidémie du choléra. En 1832, surtout, nous avons perdu un nombre considérable d'infirmiers.

Pour repousser le système de la contagion et justifier l'opinion contraire, on va chercher des preuves dans les hôpitaux. Eh bien, ces preuves, loin de confondre les contagionistes, elles viennent encore appuyer leur opinion. Il n'est pas un hôpital où l'on ait traité des cholériques, qui n'ait eu des cas de choléra parmi ses employés, ou parmi les malades reçus pour d'autres affections. A l'Hôtel-Dieu, par exemple, en 1832, sur un personnel de 86 infirmiers, ou infirmières ordinaires, et 150 extraordinaires, attachés spécialement au service des cholériques, 48 en furent atteints, étant encore employés dans cet établissement (depuis l'invasion jusqu'au 31 juillet). On comptait aussi dans le même laps de temps parmi les employés : 1 agent de surveillance, 4 religieuses, et 10 individus attachés à différents services, et parmi les malades qui avaient été reçus pour d'autres affections, 188. A l'hôpital militaire du Gros-Caillou, un grand nombre de soldats, reçus pour d'autres affections, furent atteints dans les salles; parmi ces malheureux, on remarquait plusieurs cuirassiers et carabiniers, hommes jeunes et d'une force extraordinaire. Le choléra sévit chez ces malades avec tant de fureur, que 40 d'entre eux succombèrent en un seul jour. Je crois devoir donner ici quelques-unes des idées émises, dans le rapport sur les épidémies cholériques de 1832 et 1849, par M. Blondel, inspecteur de l'administration générale de l'assistance publique. Dans le chapitre 2, *Conclusion*, page 161, M. Blondel s'exprime ainsi : « Il est aisé

à conclure, ce nous semble, sans que nous forcions aucune déduction :
que la cause inconnue qui préside au développement du choléra
détermine, suivant les circonstances, ou des cas de maladies isolées,
ou une invasion épidémique ; qu'elle peut agir presque instantanément sur tous les points d'une ville aussi grande que Paris, ou se
circonscrire sur un seul ; qu'elle provient plutôt de l'extérieur ;
qu'elle ne s'engendre à l'intérieur des habitations, qu'elle y devient
endémique, une fois qu'elle y est entrée, qu'elle est alors plus adhé-
rente aux lieux qu'aux personnes ; *qu'une fois déclarée dans une demeure particulière ou dans un établissement public, l'action cholérique étend son influence sur tous ceux qui habitent le même lieu,*
sans distinction du contact plus ou moins fréquent qu'on peut
avoir avec les personnes déjà atteintes ; que ces influences se modifient suivant les conditions plus ou moins favorables de santé et de
force de chacun.

« Ne sachant pas en 1832 comment se développerait le choléra,
l'administration hospitalière fit bien de créer, le plus activement
possible, un grand nombre de lits supplémentaires, dont la plupart
restèrent toutefois inoccupés. Mieux placée pour apprécier les événements en 1849, elle put se contenter de ses ressources ordinaires
et *fit très-sagement sortir de celui de ses établissements où la maladie
sévissait,* le plus grand nombre possible d'administrés. » Comment
concilier ces paroles avec celles ci-dessus : « qu'une fois déclarée
dans une demeure particulière, ou dans un établissement public,
l'action cholérique étend son influence sur tous ceux qui habitent
le même lieu, etc.; » et, plus loin, même chapitre, page 162, M. Blondel, auteur de ce remarquable rapport, dit : « Aujourd'hui, *que l'é-
vacuation des bâtiments infectés est reconnue la mesure la plus puissante* pour en soustraire les habitants à l'action de l'épidémie, la
direction générale de l'assistance publique voudra sans doute se
ménager de vider momentanément un ou deux hôpitaux ; pour satisfaire à ces diverses exigences, l'autorité devrait, à l'approche de
toute épidémie cholérique, et sans attendre de connaître son mode

de développement, organiser *deux établissements temporaires de 300 à 400 lits chacun,* etc. etc. » Comment, je le répète, concilier ces paroles avec l'imprévoyance de l'administration, qui, admit dans tous les hôpitaux, les cholériques qui furent placés indistinctement dans tous les services, et parmi les affections les plus différentes ! ! !

Quatrième objection. — Des individus placés dans des conditions identiques avec celles où la maladie s'est propagée ne l'ont pas contractée ; d'autres ont fait des tentatives directes, soit en couchant avec des cholériques, soit en avalant les liquides vomis, sans être pris du fléau.

Lorsque nous disons que deux hommes se trouvent vis-à-vis d'un agent morbide, dans des conditions identiques, cette assertion est-elle toujours exacte?

Il y a identité pour les circonstances extérieures; mais en est-il de même pour les circonstances organiques? Ne faut-il pas pour chaque maladie une prédisposition particulière? La prédisposition au choléra, dit-on, serait trop mystérieuse. Cependant elle n'est pas plus extraordinaire ici que dans les autres affections, même dans les plus plus simples; la seule différence, c'est que nous ne la connaissons pas. Plusieurs individus, tous bien vêtus, s'exposent ensemble au même froid. Voilà des conditions bien identiques; néanmoins un seul contracte une bronchite ou une pneumonie; une autre fois, ils seront tous affectés : l'un aura une ophthalmie, un autre une otite, un troisième un rhumatisme articulaire, et ainsi de suite. Nous nous expliquons tout cela par la prédisposition, et nous serions bien embarrassés de dire au juste en quoi elle consiste.

Les expériences directes prouveraient, tout au plus, que le choléra ne se transmet pas de telle ou telle manière, mais nullement qu'il n'est pas communicable. En effet, chaque contagion a son mode spécial de transmission.

D'ailleurs les individus qui ont tenté les essais qu'on nous objecte ont fait preuve d'une intrépidité rare, et c'est précisément pour cela que leur exemple est d'un faible poids pour la question qu'ils ont voulu résoudre.

Les barons Desgenettes et Larrey ont-ils prouvé la non-contagion de la peste, le premier en s'inoculant le pus d'un bubon, le second en s'isolant sur un navire avec le général Menou, attaqué de la peste.

Enfin tous les faits de cette nature sont des faits négatifs qui se rencontrent en foule dans toutes les contagions, et qui ne renversent pas les faits positifs que nous avons cités plus haut.

« Que les anticontagionistes cessent d'insister sur les cas de non-contagion ; car cent mille faits négatifs ne prouvent que la rareté et la difficulté de la contagion ; mais ils n'empêchent pas que la maladie ne voyage, sans que l'on puisse en accuser ni les localités, ni les météores » (Broussais).

Quant à l'origine de l'élément cholérique, nous l'ignorons, et nous disons : attendons les lumières du temps.

PROPHYLAXIE DU CHOLÉRA.

Le traitement prophylactique, par rapport aux épidémies, comprend toutes les mesures préventives, hygiéniques ou médicales capables de préserver du fléau un pays, une ville ou des individus.

La prophylaxie est en quelque sorte la contre-épreuve du caractère que l'on assigne à un mal épidémique.

Si le choléra de l'Inde est réellement contagieux, l'isolement, autant que possible, sera sans contredit le moyen prophylactique par excellence. C'est en effet ce que l'évènement a démontré. On a pu en voir des exemples nombreux pendant les épidémies de 1832 et 1849.

Malheureusement les circonstances qui permettent une séquestration complète sont rares dans nos pays. Tout ce que l'on a pu espérer des mesures les plus actives dans la plupart des cas, c'est une atténuation de ravages de la maladie. Cette espérance n'a jamais été déçue, les moyens prophylactiques du choléra-morbus doivent être appropriés au pays, à la ville, à l'individu.

Mesures générales pour les pays.

Nous ne nous arrêterons pas à la description des mesures à prendre contre les maladies susceptibles d'être propagées par l'importation; toutefois nous ferons remarquer que l'exactitude d'une police de santé, fortement organisée, veillant spécialement à l'assainissement des localités, faisant observer rigoureusement les précautions hygiéniques arrêtées par un conseil supérieur, nous paraît infiniment préférable aux quarantaines plus ou moins rigoureusement observées, quelles que soient les précautions prises aux frontières, cordons sanitaires, etc. etc.

Ce qui nous confirme dans cette opinion, c'est que, par une inconséquence que nous devons signaler, tandis que l'on maintient le système des quarantaines, système que nous sommes loin de condamner, lorsqu'il est appliqué avec discernement selon les lieux et les temps, nous ne voyons aucune mesure prise à l'intérieur pour s'opposer à l'envahissement d'une affection exotique; il suffit que le fléau se soit glissé dans le pays à travers quarantaines et cordons sanitaires, pour qu'il acquière en quelque sorte droit de cité; et, anomalie choquante, tandis que la surveillance la plus rigoureuse continue d'être observée à la frontière, toutes les communications à l'intérieur d'une ville à l'autre restent libres sans nulle restriction, bien que la maladie se soit manifestée dans l'une d'elle.

C'est ainsi qu'un mal s'étend, s'accroît et devient bientôt une calamité publique, tandis qu'il eût été peut-être étouffé dans son berceau, si, à son origine, de sages et énergiques mesures eussent été prises.

Ces observations amènent tout naturellement à examiner l'impor-

tance d'une nouvelle organisation de l'assistance publique, et l'utilité de la création d'une police de salubrité, question que nous nous
proposons de traiter ultérieurement, car si l'on objecte avec raison
l'impossibilité, dans un pays si peuplé, d'établir à l'intérieur des cordons sanitaires provisoires, un conseil de salubrité, appuyé d'une
police de santé, pour prescrire toutes les mesures jugées nécessaires,
lorsque la maladie sera limitée dans une localité à un petit nombre
de cas, et pourra ordonner le placement, dans des lieux séparés, des
malades affectés de l'épidémie régnante, prendre des mesures pour
que les communications avec ces malades soient subordonnées à
certaines règles, ainsi qu'avec les localités infectées par l'épidémie.

Mesures d'assainissement.

Les causes prédisposantes au choléra-morbus sont communes; ce
sont la malpropreté, les excès, la misère, l'encombrement, etc. Ces
faits doivent donc fixer principalement l'attention. On aura soin de
nettoyer souvent les égoûts publics et d'entretenir constamment la
liberté de leurs cours; des lotions d'eau fréquentes préviendront
toute exhalaison méphitique; le chlorure de chaux sera employé là
où l'eau seule devient insuffisante; on fera enlever une et, s'il le
faut, deux fois par jour les boues, le fumier, les immondices et les
matières en putréfaction dans les ruelles et les carrefours. On visi-
tera les latrines, surtout celles qui sont communes à plusieurs ménages, et celles ouvertes sur la voie publique seront fermées, si l'insalubrité y est irrémédiable à défaut d'écoulement convenable. Les
maisons habitées par la classe ouvrière seront blanchies à la chaux;
il en sera de même pour les façades intérieures des maisons dans les
rues très-étroites. La paille du couchage de l'indigent sera souvent
renouvelée, et, autant que possible, il sera fourni de linge pour
qu'il puisse souvent se changer.

D'un autre côté, la police des halles au poisson, à la viande, aux
légumes, etc., sera sévèrement tenue, tant sous le rapport de la

propreté que de la qualité des comestibles qui s'y vendent. Le débit
de toute substance altérée *sera interdit et très-sévèrement puni*. Le
marché fini, les débris végétaux et animaux seront promptement
enlevés, et d'abondantes lotions d'eau simple ou chlorurées, suivant
le besoin, se feront dans la halle.

Un objet dont l'insalubrité ne saurait être trop fréquemment si-
gnalée, c'est la présence des abattoirs et des cimetières au milieu ou
trop près des grandes villes. Espérons que les autorités, suffisamment éclairées sur le danger de ces foyers d'infections, surmonteront
enfin tous les obstacles qui s'opposent à leur éloignement.

Des ventilations seront faites dans les lieux fréquentés, tels que
les églises, les tribunaux, les salles de spectacles, etc.

Les rivières dont le lit est habituellement découvert dans les temps
secs, développent des effluves malsains pour les quartiers qu'elles
traversent. On prendra des mesures pour que la vase y soit constamment submergée.

On évitera l'encombrement dans les casernes, les hôpitaux et les
prisons. Ces lieux seront toujours bien aérés et tenus avec une
extrême propreté.

La tempérance est plus difficile à obtenir ; il n'y a guère de moyens
directs pour rappeler à ses lois ; cependant des proclamations dans
lesquelles on signale le danger des excès en tout genre portent toujours quelque fruit ou diminuent encore la débauche, en restrei-
gnant les occasions où l'on s'y livre. Certaines fêtes publiques seront
prohibées ou ajournées dans ces vues. La police des cabarets sera
faite avec sévérité ; une discipline rigide régnera parmi les troupes ;
tout excès sera défendu et sévèrement réprimé.

Pendant que l'on s'occupe ainsi de l'état hygiénique des villes, on
organise tout ce qui est nécessaire pour combattre ce fléau dès l'invasion. Les hôpitaux seront spacieux, ou plutôt multipliés ; le
nombre des lits bien déterminé d'après la grandeur, et jamais on ne
l'outre-passera. *Ces hôpitaux seront surtout destinés aux malades
cholériques. Dans aucun cas ceux-ci ne seront placés dans les hôpitaux*

civils ou militaires, conjointement avec les individus qui y viennent pour d'autres affections.

Rien n'est plus déplorable que d'être pris au dépourvu. Il n'y a pas d'activité, de courage possibles pour compenser un pareil malheur. Des bureaux de secours seront établis sur plusieurs points de la ville envahie par le choléra.

A Paris, il sera établi dans chaque quartier un ou plusieurs bureaux de secours, sous la direction du médecin de l'état civil et de l'assistance publique de chaque quartier ; il sera mis à la disposition de ce médecin le nombre suffisant d'élèves en médecine, qui se rendront à la demande de tous ceux qui réclameront leurs soins ou qui viendront les consulter. Les premiers moyens, jugés les plus efficaces, seront à leur disposition. Une civière couverte, avec les porteurs nécessaires, seront à la disposition de chaque bureau pour le transport des cholériques.

Tels nous paraissent être les moyens les plus sûrs de restreindre les progrès du choléra dans les villes qu'il envahit. Mais il ne faut pas se faire illusion, les mesures le plus sagement combinées ne réussissent que pour autant que la fermeté et le dévouement président à leur exécution.

Mesure pour les individus.

Tout ce qui concerne les individus est relatif aux causes que nous savons être les plus prédisposantes à la maladie. Nous en avons amplement traité ailleurs, nous ne dirons ici que quelques mots sur les moyens de les éloigner.

Tout changement brusque de température peut donner occasion au développement du fléau, on se vêtira de manière à éviter sa fâcheuse influence. Les habillements légers seront écartés, quelle que soit la saison où le choléra règne.

La flanelle est très-propre à garantir la peau de l'impression soudaine d'une variation atmosphérique. On tiendra chaudement la

région abdominale et les extrémités inférieures. On se précaution-
nera contre la fraîcheur du matin et le froid des nuits.

Rien ne nous met mieux à l'abri des coups du fléau qu'un régime
sobre et régulier, c'est sans contredit le meilleur préservatif; mais
beaucoup de personnes entendent mal ce régime, les unes le font
consister dans une diète sévère, les autres dans une alimentation
surexcitante. Un bon régime se compose de repas réglés, tels qu'on les
prend généralement. Quand on a l'habitude d'un bon ordinaire, on
aurait tort d'y rien changer; on y persiste avec confiance. Les soins
méticuleux qu'on se donnerait à cet égard ne feraient qu'agiter l'estomac et troubler les digestions. Si l'on était astreint à une alimentation trop maigre, on ne la rendrait plus tonique que d'une
manière graduée.

On écartera de ses repas toutes les substances de difficile digestion, ou trop excitantes. Cependant ceci n'est que relatif, on doit
consulter à cet égard ses habitudes et son estomac. Sans prétendre
exclure de la vie habituelle aucune substance alimentaire, nous
ferons cependant observer que la diarrhée, étant le symptôme précurseur le plus ordinaire de l'invasion du choléra, il y a lieu d'user
avec modération des aliments réputés relâchants.

Toute espèce d'excès peut être suivie d'une invasion soudaine. On
se défiera surtout des liqueurs spiritueuses et des prouesses de la
gastronomie. On mettra quelques mesures dans les études de cabinet et les veilles prolongées. Le coït immodéré a eu des suites fâcheuses.

On a dit avec raison du choléra, que pour l'éviter il ne fallait pas
le craindre.

En effet, la peur nous y prédispose singulièrement. Il convient
donc d'aviser à quelques moyens de distraction. Le meilleur est
sans contredit l'occupation habituelle. On s'y livrera avec sécurité,
et, sûr de ne pas donner prise aux coups du fléau, on les attendra
sans les provoquer.

Si nous condamnons les excès, nous ne rangeons pas dans la même classe ces repas de famille ou d'amis, où l'on s'égaye un instant; loin de nuire, leurs doux épanchements retrempent le courage et la confiance. Les plus peureux pourront même, jusqu'à un certain point, y retrouver cette énergie qui les abandonne.

L'âge, le sexe, les conditions sociales, etc., aucune de ces circonstances n'a le pouvoir de préserver du choléra. Une bonne santé, protégée par une hygiène intelligente, bien soutenue, sous les multiples rapports de l'habitation très-aérée, de la nourriture, des occupations, etc., est la seule garantie efficace, à tel point que les épidémies cholériques ou autres peuvent être considérées comme les émonctoires des populations, destinées à faire disparaître et à précipiter, en un temps très-court, plus spécialement les cacochymes, les valétudinaires, tous invalides qui auraient mis plusieurs années à mourir, et qui, en temps d'épidémie, partent pour ainsi dire tous à la fois.

La statistique est venue confirmer cette assertion de la science, en prouvant que la mortalité s'était de beaucoup abaissée pendant les années qui succèdent aux grandes épidémies, jusqu'à rétablir l'équilibre général de la population à la fin de la deuxième année.

Que dirons-nous de tant de spécifiques imposés à la crédulité par des charlatans? Nous venons d'énumérer les véritables préservatifs du choléra; nous n'en connaissons pas d'autres.

Le chlorure de chaux lui-même est loin de justifier sa réputation; néanmoins il convient dans les habitations et les ateliers où règnent des émanations malsaines; mais la ventilation est plus efficace, partout où elle est possible. L'air frais et la propreté sont les préservatifs des appartements, comme la température et la sécurité d'âme le sont des individus.

Mais, dira-t-on, puisque le choléra est contagieux, la fuite des lieux infectés n'est-elle pas le moyen le plus sûr? Mais où fuir, quand le mal est partout; quand la ville, qui est saine aujourd'hui, pourra être envahie demain? N'avons-nous pas vu ce terrible fléau

17

franchir en quelques jours, bien plus, en quelques heures, des distances de 50, 100 et 200 lieues, et envahir des contrées qui se croyaient des plus en sûreté? Non, nous ne conseillons pas à l'homme de s'arracher à ses plus chères habitudes, d'aller loin de ses amis, de ses parents, errer sous un ciel étranger. Tourmenté par des inquiétudes vagues, par des terreurs paniques, il attirerait bientôt dans son refuge une maladie qui eût respecté sa maison. Que d'âmes craintives ont trouvé, à quelques lieues de Paris, la mort qu'elles fuyaient, surtout en temps d'épidémie!

La publicité à donner à la statistique est une obligation dont l'administration municipale devrait religieusement s'acquitter, à intervalles très-rapprochés. Chacun a le droit d'être instruit de ce qui se passe dans la cité, au moment surtout où chacun prend sa part de la chose publique. C'est souvent un motif déterminant pour ceux qui veulent sortir de Paris ou y entrer. La vérité, produite officiellement, est le seul, l'unique moyen de répondre aux exagérations, dans tous les sens; bien loin d'effrayer, la vérité, toujours calme, rassure les peureux et détruit les calculs, quelquefois sciemment faux.

A Londres, se publie hebdomadairement, à la diligence de l'autorité compétente, la table des naissances et des décès, ainsi que l'énonciation de la nature de ces décès; aussi, pendant les deux épidémies de 1832 et 1848, cette ville ne fut jamais témoin de paniques semblables à celles qui eurent lieu à Paris en 1832.

L'administration doit sans cesse se tenir sur ses gardes; car, d'après de nombreuses observations, j'ai la certitude qu'il nous restera, comme à la suite du choléra de 1832, un levain, un ferment, dont l'action ira en s'affaiblissant, je l'espère, mais qui n'en subsistera pas moins parmi nous, et pourra nous ramener aux jours cruels de 1849. Qu'elle tienne prêts ses hôpitaux, ses asiles provisoires, ses médicaments, tous les objets nécessaires pour le traitement des malades; qu'elle ne s'expose plus à être prise au dépourvu; qu'elle fasse évacuer, à l'approche de toute épidémie cholérique, les hôpitaux Saint-Antoine et Beaujon pour le service civil, et le Val-de-Grâce ou l'hôpital du Gros-Caillou pour le service militaire, et que ces trois hôpitaux soient exclusivement réservés pour le service des cholériques; qu'elle organise ses conseils d'hygiène, les réunisse souvent, afin d'avoir à nous donner des idées positives sur la marche que nous aurons à suivre, si malheureusement une nouvelle épidémie venait nous atteindre.

Si tout démontre que le choléra se propage par contagion, l'expérience nous apprend aussi que cette contagion est chez nous très-peu active, qu'elle ne s'exerce qu'à la faveur de fortes prédispositions qui nous sont connues; que les conditions nécessaires à la transmissibilité sont très-nombreuses et difficiles à réunir : or ce sont celles-là qu'il faut fuir pour échapper au choléra.

L'immunité que l'on disait appartenir aux hôpitaux de syphilitiques n'existe pas ; elle s'explique d'abord, parce que dans ces hôpitaux on ne reçoit pas de cholériques. Tout récemment de nombreux cas de choléra ont été constatés dans des hôpitaux militaires, dans des salles affectées au traitement de la syphilis. Les mêmes remarques ont été faites en Allemagne.

La syphilis et le mercure ne sont donc point des prophylactiques du choléra.

Je dirai donc aux personnes à qui la peur suggère un moyen aussi perfide que l'émigration : ne fuyez pas ; ne vous privez pas volontairement des conditions sociales qui vous entourent et qui doivent vous protéger. Armez-vous de courage, gardez-vous de toute imprudence, et l'épidémie vous épargnera. Et si, contre toute probabilité, vous en éprouviez quelque atteinte, invoquez avec confiance les secours de l'art ; ils domptent le mal quand il est pris à temps. Évitez toute relation avec des cholériques si vos soins ne leur sont pas nécessaires ; mais si la voix du sang ou de l'amitié, si votre profession vous appellent au lit des malades, abordez-les avec sécurité ; vous puiserez dans cette noble résignation, et dans la conscience d'avoir écouté votre devoir, des moyens infaillibles de résister au fléau.

Assistance publique.

Tous les douze ou quinze ans, une révolution survient en France, et cette révolution, accomplie dans un moment de malaise social, ou s'étonne de se trouver plus à plaindre qu'auparavant.

C'est que ceux qui veulent empêcher les révolutions ne savent point appliquer ce remède sur la plaie sociale, qu'ils ne connaissent point, ou plutôt qu'ils ne veulent point connaître.

C'est que ceux qui font les révolutions les exploitent à leur profit, s'en servent comme d'un échelon, et une fois l'échelon franchi, le brisent sous leurs pieds.

Les agitateurs et les sophistes, qui bouleversent et qui tueront peut-être notre société, s'adressent surtout aux souffrances du pays.

Or, l'insouciance, ou l'incapacité pour soulager et combattre ces souffrances, ne laissent qu'un champ trop libre aux déclamations funestes, aux paradoxes révolutionnaires.

C'est donc à la société à se défendre elle-même. Il faut qu'elle démontre aux classes souffrantes, que les hommes d'ordre et de raison peuvent seuls, graduellement, et avec une persévérance sans laquelle rien de grand, d'utile et de viable, ne saurait se fonder, combattre efficacement la misère et émousser les ongles tranchants qu'un poëte antique a placés aux mains de l'implacable nécessité.

En diminuant les douleurs, on diminuera les agitations. Quand la pauvreté s'augmente, que l'industrie languit, que la disette lève la tête, ces masses se trouvent alors disposées à écouter les perfides provocations de l'esprit de révolte et de destruction.

Il faut donc organiser, moraliser l'assistance publique, et augmenter ses ressources, par une répartition plus juste et mieux faite qu'elle ne l'a été jusqu'alors.

Le cadastre des nécessiteux, tel qu'il se trouve dressé à Paris, est incomplet et inexact.

Pour recevoir un secours, il faut proclamer tout haut une misère que l'on cherche souvent à cacher avec plus de soin qu'un vice. Il faut se faire inscrire sur un cadastre public, venir solliciter des secours, en attendre la distribution, prendre rang au milieu de ses compagnons de détresse, et, qui pis est, perdre un temps précieux, et dont le secours obtenu ne représente pas toujours la valeur.

On remédierait facilement à ces inconvénients, qui neutralisent l'utilité des secours distribués, en organisant dans chaque arrondissement, sous la présidence du maire, un comité de charité, que nous proposons de composer comme nous le dirons plus loin.

Organisation actuelle des bureaux de bienfaisance dans chaque arrondissement de la ville de Paris.

Le Maire, président.

Douze administrateurs choisis parmi les notables de l'arrondissement.

Chaque administrateur a dans sa division trois ou quatre commissaires qu'il charge des distributions à faire aux indigents.

Chaque commissaire fait ses distributions, les jours et heures qu'il veut bien indiquer. De là, allées et venues, et pertes de temps pour ces malheureux, qui très-souvent n'osent ou ne peuvent revenir chercher leur part, si leur commissaire n'a pu faire sa distribution le jour convenu.

Les répartitions plus ou moins bien faites, etc.

1 secrétaire trésorier aux appointements de...................	3,000
2 employés aux appointements de 1400 à 1200 francs	2,600
1 garçon de bureau..	1,000

Service médical des bureaux de bienfaisance.

12 à 18 médecins sont choisis dans chaque arrondissement pour faire le service médical des bureaux de bienfaisance; ces médecins n'ont aucun traitement. Le service, très-irrégulièrement fait, est un inconvénient très-grave; car le plus souvent, un temps très-précieux est perdu, et, quand les malades arrivent dans les hôpitaux, il leur faut

| | *Report...* | 6,600 |

des secours plus longs et plus onéreux que si les premiers soins avaient
été donnés au début de la maladie. Quand les médecins payaient patente,
ce service les en exemptait, et il en sera probablement de même, maintenant qu'elle leur est imposée de nouveau. Cette dépense peut être éva-
luée approximativement pour chaque arrondissement et par année.... 3,000
 Dans chaque arrondissement, le service de la vérification des décès
est fait par deux médecins, qui reçoivent 2 francs par chaque consta-
tation.

La moyenne par année pour chacun d'eux est de 1400 dans le 9e arrondissement... 2,800

Dépense actuelle. — Total... 12,400

Organisation future des bureaux de bienfaisance.

Le Maire, président.

12 administrateurs, choisis parmi les notables de l'arrondissement.

Bureau central à la mairie.

1 secrétaire trésorier, aux appointements de...................	3,000
1 employé	1,200
1 garçon de bureau...	1,000
4 bureaux, 1 dans chaque quartier	
4 employés à 1500 francs.......................................	6,000
Prix des locations de ces 4 bureaux (à 600 francs l'un).........	2,400
Service médical des bureaux de bienfaisance, quatre médecins par arrondissement, un dans chaque quartier, aux appointements de 3,000 f.	12,000

Dépense future. — Total...... 25.600

La dépense serait, il est vrai, augmentée de 13,200 fr. environ ;
mais les avantages que l'on retirerait de cette organisation nouvelle
que j'ai l'honneur de proposer sont trop évidents, pour que, dans
un temps très-rapproché, l'administration ne la mette pas en pratique.

Les trois administrateurs de chaque quartier seraient chargés de distribuer et contrôler le travail de l'employé de leur quartier ; visiter au besoin les indigents, les recevoir une fois par semaine, et entendre leurs demandes et réclamations dans le bureau de quartier.

L'employé de quartier serait chargé des distributions à faire, des contrôles à dresser, et placé sous la surveillance des trois commissaires de la section à laquelle il appartiendrait.

Les médecins prendraient le titre de *médecins de l'état civil et de l'assistance publique.*

Leurs fonctions seraient :

De visiter à domicile les indigens malades, ne pouvant se transporter au lieu indiqué pour les consultations ;

Les recevoir une fois par semaine, le jour et à l'heure indiqués.

Constater les naissances et décès ;

Visiter les crèches, salles d'asile, et les écoles placées dans leurs quartiers.

Dans les cinq premiers jours de chaque mois, adresser au maire de l'arrondissement un rapport sur les observations qu'ils auront recueillies concernant la salubrité et les améliorations hygiéniques à apporter dans leurs quartiers ;

D'organiser et diriger les ambulances, en cas d'épidémies, de guerres civiles, etc. etc.

Par ce système, on atteindrait deux buts. D'abord on ne distribuerait de secours qu'à de véritables nécessiteux, et leurs titres au secours, étudiés et justifiés, ne permettraient, dans les distributions, ni faux emplois, ni double emploi, ni faveur.

Le nécessiteux n'aurait que fort peu à se déplacer ; il ne perdrait point un temps qu'il pourrait consacrer au travail ; il n'aurait point à révéler à tous sa misère ; enfin on serait assuré qu'il fait des secours reçus un emploi utile et efficace.

Tel est le moyen que nous avons l'honneur de proposer pour organiser et régulariser l'assistance publique à Paris, et nous espérons le voir adopter prochainement par l'administration.

Les recettes faites par les bureaux de bienfaisance proviennent : 1°. de versements opérés par l'administration des hospices ; 2° des sommes reçues directement de diverses sources pour être distribuées ; 3° et de collectes faites au dehors.

Chaque bureau ayant sa caisse distincte, et les dons étant faits en général par les personnes charitables au bureau de l'arrondissement de leur domicile, il en résulte que, dans les parties de la ville habitées par la population la moins riche, les bureaux ont à la fois moins de ressources et plus de pauvres.

C'est là un inconvénient, qui pourrait être évité, si les produits des dons et collectes étaient centralisés, pour être ensuite reportés entre les divers arrondissements, en proportion des besoins de chacun. Ce vice est en partie corrigé par la subvention de l'administration des hospices, puisque la quotité en est proportionnée au nombre d'individus à secourir.

L'institution des bureaux de bienfaisance a rendu et rend même, avec les ressources limitées que nous venons de faire connaître, des services qui ont leur importance ; mais il est permis de supposer que de meilleurs et de plus grands résultats seraient obtenus si l'on parvenait à extirper les abus nombreux encore qui se remarquent dans l'administration des bureaux et la distribution des secours.

Assainissement de la ville de Paris.

> La civilisation est, d'une part, la pro-
> duction croissante des moyens de force
> et de bien-être dans la société, et de l'au-
> tre, une distribution plus équitable de la
> force et du bien-être produits.
>
> (Guizot.)

Chaque jour j'entends dire : Le peuple est mieux logé, mieux nourri, mieux vêtu, plus instruit, plus heureux que dans aucun autre temps.

Il y a du vrai dans ces paroles, et j'ai pu, pendant les sept années que j'ai fait partie de l'administration du bureau de bienfaisance du 9ᵉ arrondissement, constater les heureuses améliorations intro-duites dans la manière de vivre de la classe ouvrière.

Je dois cependant apporter, à mon tour, la statistique de la dou-leur, et commencer ce chapitre, cette revue de l'indigence, par la capitale de la civilisation.

Assurément la ville de Paris est l'expression complète de tous les progrès ; aucune n'a porté plus haut qu'elle l'orgueil du génie hu-main, dans toutes ses grandeurs, dans toutes ses applications, et n'a fait plus splendidement les honneurs de ce génie aux nations de l'Europe.

Elle a eu jusqu'à la dernière profusion la somptuosité des palais ; elle a bâti le Louvre, pour y loger les glorieux fossiles de la civilisa-tion ; la Chambre, la Bourse, les Tuileries, le Luxembourg, l'Hôtel de Ville, etc. etc. Elle a multiplié enfin, siècle par siècle, jour par jour, les églises, les écoles, les hôpitaux, les fontaines, les mar-chés, les hôtels, les quais, les places, les ponts, les statues, les colonnades, les frontons, les théâtres, tous ces monuments utiles ou inutiles, qui pouvaient porter le plus ostensiblement possible témoignage de sa richesse, et de la puissance accumulée d'une nation dans sa capitale.

Ainsi donc, s'il doit y avoir une ville entre toutes, protégée contre la misère, c'est assurément cette métropole du luxe, de l'art, de l'industrie, du travail, de la science, qui peut si aisément dépenser des milliards pour ses embellissements.

Lorsque la nuit est tombée, lorsque cette grande voie lactée du boulevard, s'est allumée, lorsque les ruisseaux de lumière qui coulent sous nos pieds, ont jailli de toutes les fentes de la pierre en milliers d'étoiles, que les boutiques flamboient à travers le cristal, et envoient au regard toutes les provocations de volupté, l'étranger, ébloui, fasciné de tant de splendeurs, qui mesure du pas, en quelques minutes, tous les trésors réunis de la nature et du travail : les pierreries, les bijoux, les soieries, les fourrures, les tapis, les verreries impalpables, cet étranger est tenté de s'écrier : Une telle opulence ainsi amoncelée sur un seul point de l'espace, ainsi étalée à tous les désirs, est la garantie signée, affichée, qu'il n'y a point ici de misère.

Et cependant, s'il continue à marcher, s'il s'éloigne, s'il s'enfonce dans les rues de certains quartiers de la rive gauche et de la rive droite de la Seine, qui débouchent dans la Cité, comme autant d'affluents de misère, voici ce qu'il verra :

Il verra des rues étroites, plutôt des galeries péniblement pratiquées à travers des massifs de maisons ; des maisons élevées, plutôt des pyramides d'étages, où sept fois les pieds de l'homme posent sur la tête de l'homme ; des cours profondes, plutôt des caves défoncées par le sommet, où des moissons humaines naissent, vivent et pourrissent, sans jamais être visitées par le soleil ; et s'il pénètre dans le crépuscule de ces rues étroites, dont les lanternes laissent à peine tomber quelques flasques de lumière sur le pavé, il verra des ombres déguenillées rôder dans ces ignobles rues. Alors il pourra peut-être commencer à soupçonner la misère, mais il ne la connaîtra pas

encore; car, pour la connaître, si l'homme peut jamais partager
avec Dieu un pareil secret, il devra encore interroger les chiffres
des statistiques, ces impassibles témoins qui déposent avec tant de
brutalité de toutes les souffrances.

Or, voici le recensement de la population inscrite aux bureaux de
bienfaisance de la ville de Paris : 66,148 indigents.

Mais, pour obtenir le privilége d'inscription au grand livre de la
charité, il faut être marié et avoir trois enfants, ou veuf et avoir
deux enfants, ou vieillard et avoir cinq enfants, ou infirme ou in-
capable de travailler, et cependant, malgré ce rigoureux programme
d'admissibilités à la munificence des mairies, qui doit immensément
restreindre les admissions, il y avait, avant la révolution de Février,
66,148 personnes immatriculées sur les registres de l'assistance publique; et ce n'est là, en quelque sorte, que l'élite de la misère, ce
n'en est pas l'armée.

Si nous voulons connaître le chiffre réel des multitudes qui vivent
perpétuellement sur la limite du besoin, nous devons consulter un
autre document.

Au moment de la disette de 1847, le conseil municipal de Paris
prit une généreuse initiative, il accorda une livre de pain par jour à
tous les indigents. Combien de malheureux participèrent à cette
largesse? M. de Cambray, chef du bureau des hospices, chargé du
rapport sur les distributions des bons de pain, va nous l'apprendre.

« On trouve, dit M. de Cambray, en faisant le classement de la
population, 635,000 habitants susceptibles de participer, comme
peu aisés, à la distribution des secours publics extraordinaires.

« L'assistance de l'administration n'a cependant pas été réclamée
par un aussi grand nombre de personnes, parce que beaucoup de
célibataires, beaucoup même de familles laborieuses et honnêtes, se
sont, par un louable sentiment de pudeur, abstenus de solliciter
des secours.

« C'est ce qui explique qu'au lieu de 635,000 personnes qui auraient pu figurer sur ces listes des distributions de bons de pain, il

n'y en a jamais eu plus de 475,000, et que le chiffre moyen est resté inférieur à 400,000. »

Ainsi, dans une seule année, 400,000 affamés sont venus chaque jour tendre la main à la société, pour recevoir du pain.

Et si ce dénombrement de la faim, à une époque de disette, ne porte pas avec lui la preuve de la misère, voici une autre statistique qui achèvera la démonstration : Il entre annuellement 80,000 personnes dans les hôpitaux, et cette conscription de la mort, qui s'engouffre sans cesse par les portes béantes de ces établissements, pour s'acheminer de l'avant-dernière à la dernière étape, du lit commun à la fosse commune, ne représente pas la moitié des malheureux qui ne peuvent payer les frais de la maladie ; 100,000 personnes malades sont annellement secourues à domicile.

« Sur 27,000 morts par année, a dit M. Berryer, il y en a près de 11,000 qui meurent dans les hôpitaux (M. de Rambuteau dit 9,000 sur 24,000, dans son compte rendu de 1836), et 7,000 autres qui sont enterrés gratuitement, dont la ville paye le cercueil et le suaire.

« Il meurt donc 18,000 personnes sur 27,000, qui ne laissent pas même de linceul pour les envelopper. » (M. Berryer, séance de la Chambre des députés, du 24 février 1846.)

Et comment se répartit cette mortalité entre les divers arrondissements de Paris? Elle se répartit sur cette effroyable proportion :

Dans le 1er arrondissement, qui est habité par la classe la plus aisée, la mort frappe chaque année 1 personne sur 52 ;

Dans le 12e arrondissement, habité par la classe la plus malheureuse, elle frappe 1 personne sur 26.

Voyons maintenant comment sont logées, sont nourries, ces innombrables générations de la souffrance, qui n'ont d'autres ressources, en cas de disette, que le pain, et, en cas de maladie, d'autre refuge que l'hôpital. Les plus pauvres, les chiffonniers, par exemple, se réunissent par chambrées, couchent dans des espèces d'auges, sur des chiffons ou sur quelques poignées de paille. Chaque locataire garde auprès de lui sa hotte, quelquefois comblée d'immondices, et quelles immondices! Lorsque des agents de police arrivent chez ces locataires, ils éprouvent une suffocation qui tient de l'asphyxie; ils ordonnent l'ouverture des croisées, quand il y a moyen de les ouvrir, et les représentations sévères qu'ils adressent aux logeurs, sur cet horrible mélange d'êtres humains et de matières animales en putréfaction, ne les émeuvent point. Les logeurs répondent à cela que les locataires y sont accoutumés.

Les autres ouvriers, tombés moins bas dans l'ordre social, ne sont guère mieux logés; nous en avons l'assurance, par le rapport du Dr Bayard sur le choléra, après l'épidémie de 1832.

«Dans une chambre, au quatrième étage, dit-il, en visitant le quartier du Palais-Royal, ayant à peine 5 mètres en carré, je trouvai 23 individus, hommes et enfants, couchés pêle-mêle sur *cinq lits.* L'air de cette chambre était tellement infect, que je fus pris de nausées; la chandelle qui m'éclairait faillit s'éteindre. Les souliers et les vêtements de ces individus exhalaient une odeur aigre, insupportable, qui dominait les autres exhalaisons.»

Il est un point sur lequel je ne saurais trop appeler l'attention de l'administration: c'est la réalité des dangers que présentent, pour ceux que la nécessité ou la misère force à habiter ces quartiers fangeux, que le soleil ne visite jamais, et dont les rues sont bordées de maisons qui, disposées contrairement à toutes les règles de l'hygiène, sont autant de foyers pestilentiels. Porter la lumière et l'air dans ces quartiers déshérités, c'est arracher à la certitude d'une mort précoce une partie de la population qui s'y étiole et s'y abâtardit.

Des habitations plus saines, mieux éclairées, mieux distribuées, telles enfin que l'on en construit aujourd'hui, amènent un développement moral successif, qui porte les classes ouvrières vers une condition meilleure. Parmi les heureuses familles d'ouvriers qui peuvent déjà se loger dans des habitations modernes, il en est peu, à l'heure où nous écrivons, qui n'aient un ameublement en acajou presque complet, La mère de famille se sent une volonté toujours plus ferme, d'ordre et d'économie, pour obtenir ce luxe relatif, dont elle comprend instinctivement l'influence et l'utilité sur le moral de l'homme, qui lui constitue son chez lui, qui l'attache à son intérieur, qui lui fait aimer son foyer,

La caisse d'épargnes, l'habitation et le meuble, ont modifié sérieusement l'existence de la classe ouvrière : la caisse d'épargnes, en permettant aux femmes de faire des épargnes; l'habitation et le meuble, en embellissant la demeure où elles cherchent à retenir leur mari, au milieu de la famille, et où, au sortir de l'atelier, après son repas du soir, elles veulent lui faire préférer au cabaret l'aisance que les soins de sa femme lui ont faite.

Depuis quelques années surtout, partout où le logement est bien disposé, le mobilier, de presque nul qu'il était, se réduisant aux meubles essentiels, s'est vu augmenter de mille choses inconnues à nos pères ; et il n'est heureusement pas rare de voir dans la chambre de l'ouvrier habile, laborieux et de bonne conduite, un petit mobilier d'acajou, une bibliothèque dont les rayons sont chargés de bons livres achetés par livraisons, d'élégantes petites statuettes en plâtre, dont le modèle est sorti des mains de nos meilleurs statuaires, de bonnes lithographies encadrées dans du palissandre ou du citron, des porcelaines, des cristaux sur la commode, un bon cartel sur la cheminée, un papier coquet tapissant la chambre, etc. etc.

Toutes ces choses assurément retiennent l'ouvrier chez lui, au milieu de sa famille.

L'administration de la ville de Paris ne cesse, depuis longues années, d'apporter les soins les plus assidus à l'assainissement de notre cité. Des travaux immenses sont entrepris dans ce but, des rues plus larges ont été percées, des places et des promenades créées, des égoûts creusés, des quais élargis ou reconstruits : telles sont les preuves de sa sollicitude à cet égard.

Néanmoins, selon nous, tout ce qui aurait pu être amélioré ne l'a

pas été, et beaucoup de choses importantes ont échappé aux in-
vestigations de l'administration.

180 millions ont été dépensés de 1834 à 1849; dans cette somme,
33,500,000 figurent pour travaux d'entretien ; les travaux de grosse
réparation s'élèvent à 3,500,000, les travaux neufs ont coûté plus
de 127,000,000 ; 17,000,000 seulement ont été consacrés à l'élargis-
sement de la voie publique.

Aussi cette partie de l'embellissement de la cité, si précieuse pour
sa salubrité et sa sécurité, laisse-t-elle encore beaucoup à désirer.

Aujourd'hui l'administration de la ville de Paris a assez fait pour
la rendre la cité du monde la plus belle et la plus riche en monuments, et maintenant tous ses efforts doivent tendre constamment
à n'exécuter que des travaux d'assainissement, afin de la mettre
dans les conditions hygiéniques les plus favorables.

Bien qu'il suffise de parcourir les nouveaux quais qui avoisinent
l'Hôtel de Ville pour reconnaître les améliorations importantes créées
par l'administration municipale, on reconnaît tout d'abord qu'à
peine les rues nouvelles sont assez larges en raison de l'augmentation de la population, que ces nouvelles voies n'ont point été disposées autant qu'elles auraient pu l'être sous le double point de vue
de l'hygiène et de la stratégie.

D'ailleurs il ne suffit pas qu'une voie publique soit fixée à telle
largeur pour obtenir toute la salubrité possible, si en même temps
l'administration ne fixe pas d'une manière précise les conditions dans
lesquelles doivent être effectuées les réédifications des bâtiments dont
les voies nouvelles doivent être bordées; nous remarquons avec
peine que les constructions élevées, par suite de nouveaux perce-
ments de rues suffisamment larges, sont loin de comporter toutes
les conditions désirables de salubrité.

Nous citerons, par exemple, les maisons situées dans les rues
nouvellement percées pour l'assainissement de la Cité; si l'œil est
flatté de leurs façades splendidement élevées en pierres de taille, en
pénétrant dans leur intérieur, il est facile de reconnaître qu'elles sont

loin de posséder les conditions les plus indispensables de salubrité. Bâties sur des terrains retranchés pour donner plus de largeur aux rues nouvelles, elles manquent presque toutes de cours suffisamment spacieuses, et forment pour ainsi dire un rideau factice de bien-être et de luxe, derrière lequel existent tous les inconvénients des rues putrides et malsaines que l'administration a cherché à faire disparaître, inconvénient qui n'existerait pas, si elle avait imposé des conditions de réédification telles, que de semblables abus ne puissent se reproduire, et proscrit, d'une manière absolue, les anciennes constructions cachées derrière les nouveaux bâtiments, lesquelles constructions forment des labyrinthes d'impasses et de cours intérieures étroits et mal aérés, espèces de puits profonds, qui distribuent dans ces habitations un air humide chargé de miasmes pestilentiels. Placées au centre de Paris, ces maisons sont recherchées par cela même des masses d'ouvriers, qu'il serait si important d'éloigner du centre, où, rassemblés presque instantanément, ils peuvent se fortifier et défier l'autorité.

Que l'administration ne perde jamais de vue que les rues trop étroites doivent être considérées comme des canaux aériens dans lesquels se déverse le méphitisme humain par toutes les ouvertures qui les bordent.

Que les cours intérieures des habitations ne sont vraiment salubres, que lorsqu'elles ont une largeur et une longueur au moins égale à la hauteur des bâtiments qui les dominent, et que si toutefois il n'est pas possible d'obtenir ce résultat, des dispositions doivent être prescrites pour qu'un des côtés de ces cours soit abaissé à la hauteur du rez-de-chaussée, et que ce côté soit, autant que possible, à l'exposition du midi.

La population se portera instinctivement partout où l'administration donnera de l'air, de la lumière et de la propreté; partout où les rues s'élargissent, les pentes s'adoucissent, partout la circulation devient plus sûre et plus facile

De toutes parts, les anciennes habitations sont abandonnées pour les nouvelles ; car, indépendamment de l'exiguïté des rues malsaines où elles sont situées, leurs distributions intérieures ne sont plus en rapport avec nos besoins et nos usages actuels.

Nous ne cesserons de recommander aussi, dans l'intérêt de l'hygiène publique, l'isolement des monuments publics et des églises, et la création autour d'eux de places publiques, plantées d'arbres, d'espèces tendres et variées, dont le développement de la végétation est rapide, tels que tilleuls, marronniers, etc.

L'isolement de ces monuments et églises est d'autant plus nécessaire, qu'ils s'élèvent au milieu de quartiers populeux et de rues étroites, dont ils augmentent l'humidité par la hauteur de leurs murs.

De nouvelles et plus abondantes distributions d'eaux courantes dans la ville doivent aussi faire l'objet de la sollicitude de l'administration.

J'aurais consacré quelques pages de cet écrit à faire ressortir tout ce qu'il y aurait de salutaire pour la santé publique, de l'établissement de bains et lavoirs pour la classe ouvrière et même indigente ; là généreuse initiative que vient de prendre tout dernièrement le gouvernement à cet égard me fait espérer que mes souhaits vont être prochainement exaucés, et je ne crains pas de déclarer hautement que je considère l'établissement de ces bains et lavoirs comme un des moyens les plus puissants de conservation de la santé et de l'hygiène publique.

Une belle institution a pris naissance dans ces dernières années, c'est celle des crèches ; malheureusement elle a rencontré jusqu'à ce jour des difficultés très-difficiles à surmonter, et n'a pas reçu, de l'administration municipale, l'appui qu'elle aurait dû trouver, en raison des services immenses qu'elle est appelée à rendre à la classe ouvrière.

L'extrait suvant du règlement de l'une d'elles en fera connaitre le mécanisme : « La crèche reçoit les enfants au-dessous de deux ans, dont les mères sont pauvres, se conduisent bien et travaillent hors de leur domicile. La mère apporte son enfant emmaillotté, vient, si elle le peut, l'allaiter aux heures de repas, et le reprendre chaque soir. Elle donne, pour les berceuses, 20 centimes par jour, et 30 centimes si elle a deux enfants dans la crèche. »

Aucune institution plus belle n'a été créée jusqu'à ce jour. Là les enfants sont tenus dans des locaux parfaitement choisis, bien aérés, chauffés convenablement pendant l'hiver, et, pendant les heures de repos, couchés dans de beaux petits lits, parfaitement disposés, et enfin dans des conditions hygiéniques mille fois préférables à celles qu'ils pourraient trouver dans leur famille.

Le cadre de ce travail ne me permet pas d'entrer dans de plus grands détails sur l'organisation des crèches, dont la première a été fondée en 1844 par M. Marbeau. C'est une institution qu'on ne saurait trop multiplier, qui est destinée à exercer une heureuse influence sociale, et que je ne saurais trop recommander à toute la sollicitude de l'administration.

Les salles d'asile sont une institution toute moderne, qui a déjà rendu de grands services, et qui est appelée, par son développement, à en rendre de plus grands encore à la classe ouvrière. L'administration ne saurait trop les multiplier ; mais aussi elle devrait surtout en faire l'objet d'une surveillance toute particulière, et veiller à ce qu'il n'y ait pas d'encombrement ; à ce que les salles soient suffisamment grandes, que l'air y soit renouvelé d'une manière convenable, et surtout tenir à ce que le médecin chargé de la surveillance des salles d'asile examine avec le plus grand soin les enfants malades, afin de les rendre aussitôt à leur famille, et de leur donner des soins, s'il y a lieu ; enfin que le médecin s'oppose à l'introduction dans les salles d'asile d'enfants atteints de maladies contagieuses ou transmissibles, telles que la gale, la teigne, etc., qui pourraient infecter les jeunes sujets.

Ces salles d'asile devraient être placées au milieu de cours ou de jardins suffisamment aérés.

Hâtons-nous de déclarer que l'administration du conseil municipal, composée d'hommes si éminents, vient de donner une nou-velle et vigoureuse impulsion à d'immenses travaux, qui se lient intimement à l'assainissement de la ville de Paris.

De nombreuses expropriations viennent d'être prononcées, et des fonds consacrés pour arriver au déblaiement de la plupart de nos monuments publics. Le Louvre va définitivement voir disparaître de son enceinte et de son voisinage les ruelles fangeuses qui l'obstruent et l'enlacent ; de nouvelles et importantes voies de communication vont être percées.

Enfin tout doit faire présumer que, d'ici à quelques années, Paris, sous le rapport de la beauté et de la salubrité, n'aura rien à envier aux autres capitales du monde civilisé.

31 décembre 1850.

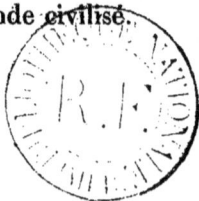

www.ingramcontent.com/pod-product-compliance
Lightning Source LLC
Chambersburg PA
CBHW071908200326
41519CB00016B/4538